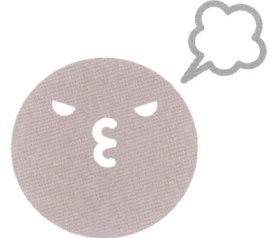

栄養カウンセリング論

赤松利恵・永井成美 著

  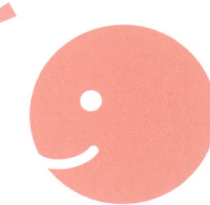
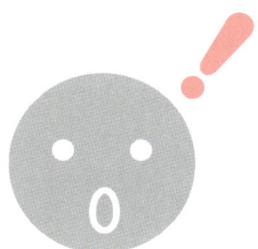 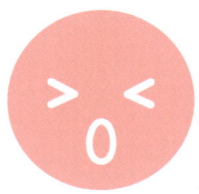 

化学同人

はじめに

　栄養カウンセリングは，栄養教育で用いられる教育方法の1つです．栄養教育では，教育的な手段を用いて，人々の健康の保持・増進，疾病の予防・治療，およびQOL（quality of life，生活の質）の向上に資するために，健康的な食べ方や食を営む力を支援します．しかし，個人の価値観やライフスタイルが多様化した現代社会では，集団への栄養教育というアプローチと，きめ細やかな個別のアプローチの両方が求められます．とくに特定保健指導や生活習慣病の食事療法のように，個人の行動変容支援が必要な場合や個別性の高い課題を抱えた人への支援においては，栄養カウンセリングを用いることが有効です．効果があがる栄養カウンセリングを行うためには，食と栄養に関する高度な専門的知識とともに，行動科学の理論に基づいたカウンセリングのスキルを身につける必要があります．

　本書は，栄養カウンセリングを行うためのスキルを，グループワークやロールプレイなどを通じて，段階的かつ効果的に身につけることができるように構成されています．その特徴は，次の3点です．

1) 理論編では，栄養カウンセリングに必要な行動科学理論の基礎を学習する．
2) 振返りディスカッションや演習を通じて，理論への理解を深める．
3) さまざまな課題やライフステージの事例を用いた実習課題を通じて，実践的なスキルを身につける．

　特筆すべきは，「Ⅲ　栄養カウンセリングの実践編：応用」に掲載されている課題の事例です．教育，医療，福祉，行政などさまざまな場で働く管理栄養士が栄養カウンセリングを行う対象者として，paper patient（紙上の事例）や模擬患者を「まるで本当にいる人」のようなリアリティ溢れる事例やシナリオで本書の中に登場させました．これらの事例の作成には，栄養教育の場で活躍中の管理栄養士の方々の多大な協力を得ています．そのため，多くの演習やロールプレイを含む実習を通じて，当事者になったような気持ちで栄養カウンセリングの体験を積むことが可能となっています．

　「あなたの栄養カウンセリングを受けたい」と相談者から言ってもらえるような管理栄養士の育成に，本書が役立つことを心から願っています．なお，本書を教科書に採用いただいた方には，事例回答などをまとめた，講義担当者向け資料を出版社よりお送りします．講義や実習にご活用いただけますと幸いです．

　末筆となりましたが，本書を作成するにあたり，実践編の事例作成にご協力いただいた執筆協力者の先生方，ならびに本書の完成まで支えていただきました化学同人の山本富士子氏に心より感謝申し上げます．

2015年5月

著者　赤松利恵，永井成美

目　次

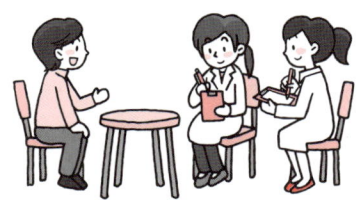

Ⅰ　栄養カウンセリングの理論編　　1

1章　栄養カウンセリングの概要　　2
1. 栄養カウンセリングの定義　　2
2. 栄養カウンセリングで求められる知識とスキル　　3
3. 栄養教育における栄養カウンセリング　　3
4. 栄養カウンセリングの相談者と場面　　4

振返りディスカッション　　5

COLUMN　栄養カウンセリングの相談者　3

2章　栄養カウンセリングにおける態度と倫理　　6
1. 管理栄養士の職業倫理　　6
2. 栄養カウンセリングを行ううえでの態度と倫理　　7

振返りディスカッション　　9

COLUMN　栄養カウンセリングで行ってはならないこと：SNSへの投稿　9

3章　栄養カウンセリングの基本的技法　　10
1. 傾聴　　10
2. 受容（支持，肯定）　　11
3. 要約　　11
4. 開かれた質問と閉ざされた質問　　11

振返りディスカッション　　12

COLUMN　カウンセリングで沈黙が続くとき・・・　12

目次

| 演習1 | 傾聴 | 13 |
| 演習2 | 受容・要約・開かれた質問 | 15 |

4章　行動変容の基本的概念　17

1. 行動変容の準備性　17
2. 疾病の罹患性と重大性の認知　19
3. 不合理な信念　20
4. 意思決定バランス　20
5. 態度　21
6. 主観的規範　21
7. セルフ・エフィカシー　21
8. 刺激と反応　21
9. オペラント条件づけ　22

振返りディスカッション　22

COLUMN　行動変容の準備性を確認するには・・・　19

5章　行動変容に必要なおもな技法　23

1. 開かれた質問　23
2. 認知再構成　25
3. 問題解決（逆戻り防止）　26
4. ストレスマネジメント　26
5. ソーシャルスキルトレーニング，ロールプレイ　26
6. デモンストレーション，モデリング　27
7. ソーシャルサポート　28
8. 目標設定　28
9. 目標宣言（行動契約）　28
10. セルフモニタリング　29
11. 行動分析　30
12. 刺激統制　31
13. 行動置換（反応妨害）　31
14. 強化のマネジメント（報酬）　32

振返りディスカッション　32

II 栄養カウンセリングの実践編 〈基礎〉　33

6章　栄養カウンセリングを始めるにあたって　34
1. 環境の整備　34
2. 身だしなみ　34
3. 教材　36

振返りディスカッション　36

COLUMN　栄養カウンセリングで気をつけること　36

7章　栄養カウンセリングの実際　37
1. 栄養カウンセリングの流れ　37
2. 初回の栄養カウンセリング　38
3. 2回目以降の栄養カウンセリング：行動目標の評価と再設定の話合い　43
4. 行動変容の準備性に応じた栄養カウンセリング　45

演習　準備性に応じた栄養カウンセリング　48

事例1　49

事例2　50

事例3　51

振返りディスカッション　46

COLUMN　5A アプローチ：行動カウンセリングの進め方　38／目標の対象は誰だろう？　40／食事調査の方法　41／3日坊主でも大丈夫　44／食行動（食習慣）に対する準備性を把握しよう　46／無理に栄養カウンセリングを進める　48

III 栄養カウンセリングの実践編 〈応用〉　55

8章　ライフステージ別栄養カウンセリング　56
1. ライフステージ別の栄養カウンセリングの特徴　56

演習　ライフステージ別栄養カウンセリング　58

事例1　妊娠期　64

事例2　乳児期　65

事例3　幼児期　66

事例4　学童期　67

事例5　思春期　68

事例6　成人期　69

目 次

事例7	成人期 70
事例8	成人期 71
事例9	成人期 72
事例10	成人期 73
事例11	高齢期 74
事例12	高齢期 75
事例13	高齢期 76

COLUMN　栄養カウンセリングの準備で気をつけること　61

9章　臨床の場における栄養カウンセリング　77

1. 臨床の場における栄養カウンセリングの特徴 77
- 演習　臨床の場での栄養カウンセリング：模擬患者参加型演習 79
  - 演習1　入院患者への初回面接 80
  - 演習2　退院前面接 90

10章　グループカウンセリングを用いた栄養カウンセリング　95

1. グループカウンセリングの特徴 95
2. グループカウンセリングの流れとポイント 97
- 演習　グループカウンセリング 99
  - 事例1　糖尿病・食事療法教室 99
  - 事例2　メタボ改善教室 103

COLUMN　参加者の発言の順番を決めるとき　98

11章　電話や電子メールによる支援　107

1. 電話や電子メールによる支援の特徴 107
2. 演習：電話やメールによる支援 108
- 演習1　電話による支援 111
3. 電話をかける 113
4. ファクシミリ 114
- 演習2　メールによる支援 115

COLUMN　臨地実習におけるメールのマナー　117

巻末資料
　① 患者役用シナリオ ··· *119*
　② ワークシート：目標宣言書，目標実行記録票 ································· *120*

索　引 ··· *123*

　　　　　　　　　　　　　　　　　　　　　　　本文イラスト　鈴木 素美

本書中の患者の氏名や事例は，演習用に作成したもので，実在の人物とは関係ありません．

I 栄養カウンセリングの理論編

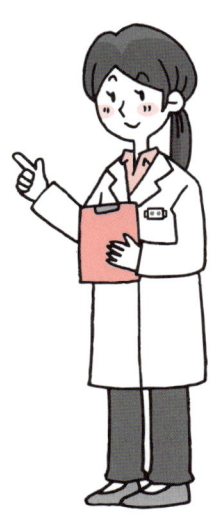

1章

栄養カウンセリングの概要

1章のねらい

- □ 栄養カウンセリングの目的を説明できる.
- □ 栄養カウンセリングで求められる知識とスキルを説明できる.
- □ 栄養教育における栄養カウンセリングの位置づけが説明できる.

1. 栄養カウンセリングの定義

カウンセラー, クライアント
通常, 心理カウンセリングでは, カウンセリングをする人を**カウンセラー**(counselor), カウンセリングを受ける人を**クライアント**または**クライエント**(client)と呼びます. この本では, カウンセラーを管理栄養士, クライアントを相談者とします.

栄養カウンセリングとは, カウンセリング技法を用いて栄養・食に関する問題を解決する栄養教育の1つの方法です.「カウンセリング」という言葉が含まれていることから, 栄養カウンセリングも心の問題解決を目的とし, 栄養・食のことについて, アドバイスすることは禁じられていると思われがちです. しかし, 栄養カウンセリングは栄養・食に関する問題解決を目的としており, その問題解決のためにアドバイスをすることは管理栄養士の役目です. 心の問題と異なり, 栄養・食に関する問題の答えは, 栄養疫学をはじめとする栄養学の研究結果によってエビデンスが証明されているものも多く, 最新情報に基づいたアドバイスは栄養カウンセリング

表1-1 栄養カウンセリングの目的と内容

	栄養カウンセリング	心理カウンセリング
おもな実施者	高度な栄養学知識やスキルをもった専門家(管理栄養士など)	精神医学や心理学などの学問を修めた専門家(臨床心理士, 精神科医 など)
目的と内容	栄養・食に関する問題の答え(目標)を示したり一緒に考えるとともに, そこにたどり着く途中で立ちはだかる課題への対処や解決法について話し合う	心理的な問題について, 答えを探し, 解決に向けた方法を話し合う

では必要です．

また栄養カウンセリングでは，栄養・食に関する問題の答えに向かう途中で出てくる課題を解決することが求められます（表1-1）．

2. 栄養カウンセリングで求められる知識とスキル

栄養カウンセリングは，疾患をもつ人や食物アレルギー児の保護者など，個別対応が必要な人を対象とした場面でおもに活用されます．したがって，高度な専門的知識が求められます．さらに，栄養カウンセリングでは，知識はあるものの，行動変容がなかなかできない相談者を対象とする場合も多く，専門的知識に加え，行動変容を支援するスキルが必要になります（図1-1）．

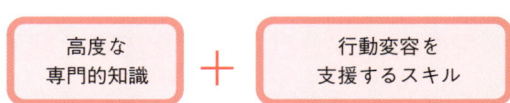

図1-1　栄養カウンセリングに必要な知識とスキル

3. 栄養教育における栄養カウンセリング

栄養教育の学習形態は，個人，グループ（小集団），大集団の3つに分けられます（表1-2）．栄養カウンセリングは，個人を対象とした場合とグループで行う場合があります．

個人を対象とした栄養カウンセリングの特徴は，個別の課題に対応できるということです．一方で，グループ内での特徴的な仲間同士の学び合いによるグループダイナミクスや，大集団を対象とする講義のような効率のよい情報提供は，個人を対象とした栄養カウンセリングでは期待できません．栄養カウンセリングの長所と短所を理解し，実施することが大切です．

COLUMN　栄養カウンセリングの相談者

栄養カウンセリングでは，一対一のカウンセリングだけでなく，夫婦や親子など家庭における調理担当者が同席するケースも多くあります．ただし，食生活改善が必要な人は本人であるため，栄養カウンセリングの内容を理解できる相談者には，行動変容が必要なのは自分自身であるという認識をもたせることが重要です．

たとえば，生活習慣病の男性を対象とした場合，家での食事改善には妻への情報提供が有効ですが，外食や飲酒などの改善には，本人の行動変容を促す動機づけが必要になります．

表1-2 栄養教育の学習形態 ―対象者の規模別学習形態の例と特徴―

規模	例	特徴
個人	栄養カウンセリング eラーニング 通信教育	個別の課題に対応できる
小集団	グループカウンセリング グループワーク ラウンドテーブルディスカッション	グループダイナミクスが期待できる
大集団	講義 シンポジウム パネルディスカッション	一度に多数の学習者に情報提供ができる

4. 栄養カウンセリングの相談者と場面

栄養カウンセリングというと,病院やクリニックで患者を対象に行われるものだと思われがちです.しかし,栄養カウンセリングは,疾患をもった人だけでなく,疾病の早期発見・早期予防(二次予防)や健康維持・増進(一次予防)の場合でも,活用されています(表1-3).栄養カウンセリングの対象と場面は多様であり,それらに応じながら,栄養カウンセリングを実施するための知識とスキルが管理栄養士に求められます.

4. 栄養カウンセリングの相談者と場面

表1-3 一次予防・二次予防を目的とした栄養カウンセリング（例）

ライフステージ	相談者	おもな目的	おもな場所	おもな機会
妊娠期 授乳期	妊婦 授乳婦	つわりに対応した食事 適切な体重増加を目指した食事 妊娠・出産に伴う身体の変化に応じた食事	保健センター 医療機関	定期健診
乳児期	保護者	授乳 離乳食	保健センター 保育所	定期健診 入園時 保護者面談
幼児期	保護者 幼児	食物アレルギー 偏食	保健センター 保育所，幼稚園	定期健診 入園時 保護者面談
学童期	保護者 児童	食物アレルギー 偏食 肥満，やせ	学校	定期健診 入学時 保護者面談
思春期・ 青年期	生徒・学生 保護者	食物アレルギー 貧血 肥満，やせ スポーツ	学校	定期健診 入学時 保護者面談
成人期	本人	肥満，やせ 生活習慣病予防 更年期に対応した食事	職場 保健センター 健診センター	定期健診 特定保健指導
高齢期	本人 家族	肥満 低栄養 生活習慣病の改善と重症化予防 要介護状態の改善と重症化予防	保健センター 福祉センター 居宅	定期健診 訪問介護 通所介護

 振返りディスカッション

- 栄養カウンセリングや心理カウンセリング以外に，○○○カウンセリングという言葉を聞いたり，見たりしたことはありませんか．それらはどのような場面で，何を目的に行われていましたか．
- 「高度な専門的知識や行動変容を支援するスキル」とは，具体的にどんな知識とスキルでしょうか．これまで学んできたことから，それぞれの具体的な内容をあげてみましょう．
- 教室や講演会などの集団の栄養教育よりも，個別の栄養カウンセリングを必要とする相談者は，どのような人たちでしょうか．

2章

栄養カウンセリングにおける態度と倫理

2章のねらい

□ 管理栄養士の職業倫理について説明できる．
□ 栄養カウンセリングを行ううえでの態度と倫理について説明できる．

---

1. 管理栄養士の職業倫理

　栄養士法に定められているとおり，管理栄養士は，管理栄養士という名称を用いて人々の栄養改善の支援を行う専門職です（図2-1）．相談者は栄養の専門家であることを期待して，栄養カウンセリングを受けに来ます．そのことを十分理解して，栄養カウンセリングを実施しなければなりません．

> 管理栄養士とは，厚生労働大臣の免許を受けて，管理栄養士の名称を用いて，①傷病者に対する療養のため必要な栄養の指導，②個人の身体の状況，栄養状態等に応じた高度の専門的知識及び技術を要する健康の保持増進のための栄養の指導，並びに③特定多数人に対して継続的に食事を供給する施設における利用者の身体の状況，栄養状態，利用の状況等に応じた特別の配慮を必要とする給食管理及び④これらの施設に対する栄養改善上必要な指導を行うことを業とする者

図2-1　管理栄養士の定義（栄養士法　第1条2項）

　公益社団法人日本栄養士会は，一般の医療倫理で説かれている内容と同様に，自律，善行原理，無危害原理，正義から構成される職業倫理を基本

に，**管理栄養士・栄養士倫理綱領**を作成し，管理栄養士・栄養士の職業倫理を定めています．ここでも，管理栄養士は，その免許によって「栄養の指導」を実践する権限を与えられた者と明言されています．

専門職としての使命と責任は，専門的知識と技術および対人関係に大きく分けられており（図2-2），これらは，先に示した栄養カウンセリングに求められる2つの知識とスキル（図1-1参照）に関連しています．

> ① 専門的知識と技術に関して
>   保健・医療・福祉・教育の分野において，科学的根拠に基づいた高度な知識と技術を提供するとともに，生涯を通じて高い知識と技術の水準の維持・向上に努めること．
> ② 対人関係に関して
>   相談者のみならず同僚や関係者，すべての人びとの人権・人格を尊重し，良心と愛情をもって接し，信頼を獲得すること．

図2-2 管理栄養士の職業倫理
資料：日本栄養士会，管理栄養士・栄養士倫理綱領（改訂 平成26年3月）．

2. 栄養カウンセリングを行ううえでの態度と倫理

先に示した職業倫理は管理栄養士業務全体にかかわる内容であり，直接人にかかわらない業務（たとえば，食べ物にかかわるフードサービス業）も含まれています．栄養カウンセリングは，直接人と話をする業務であるため，管理栄養士の職業倫理に加えて，カウンセリングを行ううえでの態度や倫理も必要になります（図2-3）．

> ・対人業務であることを意識する
> ・自身の健康管理に留意する
> ・管理栄養士と相談者の関係性を守る
> ・管理栄養士としての役割を認識する
> ・相談者の主体性を尊重する
> ・相談者に対して偏見をもたない

図2-3 栄養カウンセリングを行ううえでの態度と倫理

まず，対人業務であることを意識することが大切です．つまり，あいさ

つや言葉遣い，身だしなみなど，相手に不愉快な思いを与えてはいけません．これに関係して，**自身の健康管理に留意すること**も重要です．健康管理には身体的なことだけでなく，精神的な健康管理も含まれます．体調が悪かったり，イライラしていたりすると，人の話も聴けなくなります．たとえば，子どもがはしゃいでいる声を聞いたとき，イライラしているときはうるさいと思う一方で，気分がいいときは，かわいいと思えます．このように，周りは同じでも，自分の状態で周りが異なってみえます．相談者を気持ちよく迎えられるかは，自分の状態にかかわっています．

また，栄養カウンセリングでは，**管理栄養士と相談者の関係性を守ること**も必要です．栄養カウンセリングが進んでくると，仲よくなって管理栄養士の立場を見失いがちになりますが，不必要にお互いのプライバシーに立ち入らないようにします．栄養カウンセリングで知り得た個人情報は，栄養カウンセリングの目的において使用するものであり，情報管理にも注意が必要です．あわせて，**管理栄養士としての役割を認識すること**も求められます．管理栄養士が相談者の問題すべてに対応できるわけではありません．困ったときには他の専門家（医師や心理カウンセラーなど）に相談することも，管理栄養士の責任に含まれます．

さらに，**相談者の主体性を尊重すること**があげられます．支援をする立場にいると，「私がやってあげないと」という気持ちになりがちです．しかし，行動変容を行うのは，相談者自身であり，相談者が主体的に取り組まないと行動変容は成功しません．「相談者は自分でできる」と信じ，支援する立場を崩さないことが大切です．さらに，**相談者に対して偏見をもたないこと**も重要です．栄養カウンセリングには，さまざまな価値観や考え方をもった人が来ます．相談者の一部分をみて「この人はこうだから」と決めつけてしまうことは，相談者の可能性に限界をつくってしまうことになります．

相談者の主体性の尊重や偏見なく相談者と接するといった態度は，カウンセリングの基本です．常に「相談者は成長する力をもっている」という姿勢で，相談者の力を伸ばすことを念頭にカウンセリングに臨むこと（**エンパワーメント・アプローチ**）が重要です．相談者の力を信じることは，信頼関係の構築につながります．信頼のある，よい関係であることをラポールといい，**ラポールの形成はカウンセリングの最初の段階で重視されます．**

クライアント中心療法

栄養カウンセリングの基本の考え方である相談者の主体性の尊重は，心理カウンセリングのクライアント中心療法（client-centered therapy）の考え方からきています．それまで心理カウンセリングで主流であった精神分析的カウンセリングを批判する形で，カール・ロジャース（1951年．アメリカ）により提唱されました．クライアント中心療法では，「クライアントは成長する力をもっている」ことが前提であり，クライアントの力を発揮させるのがカウンセラーの役割だといわれています．

カウンセリングはキャッチボールのイメージで

カウンセリングは，目指す姿に向かって，キャッチボールをしながら前に進んで行くようなものだといわれます．管理栄養士は，相談者が投げてきたどんなボールも受け止め，途中で，障害（問題）が出てきたら，それをどうやったら乗り越えられるか，一緒に解決していきます．同じ方向に，一緒に進んで行く．キャッチボールのイメージは，カウンセリングのあり方を考えるうえで，役に立つでしょう．

COLUMN　栄養カウンセリングで行ってはならないこと：SNSへの投稿

ツイッターやフェイスブックなど，気軽に投稿できるSNS（ソーシャルネットワーキングサービス）を利用する人が増えました．プライベートで日常的に投稿している人にとっては，栄養カウンセリングで出会った相談者について，投稿したくなる場面もあるかもしれません．しかし，それは絶対許されることではありません．匿名であっても，SNSに投稿するという行為自体が専門家の倫理と態度に違反します．仕事とプライベートの境目を見失わないよう，くれぐれも注意しましょう．

 振返りディスカッション

● あなたなら，どんな人の栄養カウンセリングを受けてみたいですか．人柄，服装，話し方など，あなたが重要だと考える具体的なポイントをあげ，それぞれのポイントについて，どんな人かを考えてみましょう．
● あなたが「こんな人の栄養カウンセリングを受けてみたい」と思った人と今の自分を比較した場合，どこができていて，どこが足りないでしょうか．自分に足りない部分を補うには，何が必要ですか．

3章
栄養カウンセリングの基本的技法

3章のねらい

- ☐ 栄養カウンセリングの基本的技法を理解する．
- ☐ 栄養カウンセリングの基本的技法を用いた体験を通して，スキルを修得する．

　栄養カウンセリングの態度と倫理を理解していても，それを実践できなければ栄養カウンセリングは行えません．栄養カウンセリングの基本的技法は一般的なカウンセリングで用いられる技法であり，栄養カウンセリングの実施に関しては，これに行動変容のための技法が加わります．

1. 傾　聴

　傾聴は，栄養カウンセリングの技法のなかで最も基本となる技法です．傾聴は言葉のとおり，単に，相手の話を「聞く」のではなく，相談者の話に耳を傾け，何をいいたいのかその気持ちを「聴く」ことです．したがって，傾聴では，相談者の話の内容だけでなく，相談者のしぐさや表情などにも注意を向けます．言葉以外のコミュニケーションのことを，**非言語的**

表3-1　非言語的コミュニケーションの種類と例

種類	例
声に関すること	大きさ，トーン，スピード，声質　など
顔に関すること	表情，顔色，視線　など
しぐさに関すること	身振り，手振り，姿勢，呼吸，距離のとり方，沈黙　など
身なりに関すること	服装，髪型，化粧，香水，アクセサリー　など

コミュニケーション（non-verbal communication）といいます（表3-1）.

私たちが相談者の非言語的コミュニケーションから相談者の気持ちを理解するのと同様に，相談者も非言語的コミュニケーションで，こちらの傾聴的態度を読み取っています．そのため傾聴では，うなずきやあいづちといったしぐさを中心とした，非言語的コミュニケーションが重要になります．相談者に関心をもって，話を傾聴するという態度が，非言語的コミュニケーションに現れますので，以上のような基本的態度を常に意識し，栄養カウンセリングを行うことが重要です．

2. 受容（支持，肯定）

受容は，相談者の考え方を批判することなく，受け入れることです．この受容的態度は，ラポールの形成に欠かせません．栄養カウンセリングに訪れる相談者の多くは，「自分の食習慣が悪いから」という否定的な気持ちをもってカウンセリングに来ます．そこで，自分の発言が受け入れられる前に，相手側から先に意見が述べられると，相談者は批判されているという気持ちになってしまいます．

まずは，相談者の考えや気持ちを受け入れ，理解することが必要です．相談者の考えや気持ちを中立的立場で理解することは**共感**と呼ばれ，同じ気持ちになる同情とは区別されます．

同情と共感
カウンセリングでは，同情ではなく共感が必要とされます．震災を例にとって考えると，被災地の様子をみて，被災地の人たちと同じ気持ちになって一緒に悲しむのは，同情になります．一方，被災地の様子をみて，被災地の人たちの気持ちを理解し，私たちは何ができるのだろうか，と考えるのは共感です．同情ではカウンセリングが前に進みません．共感的態度で，カウンセリングに臨むことが重要です．

3. 要　約

要約は，相談者の話の内容をまとめて示すことです．このことで，相談者は自分のことを理解してくれたと感じます．さらに，要約によって，相談者は今まで気づいてなかった新たな自分に気づきます．要約だけで，問題が解決する場合もあります．

要約は，相談者の話を聴くことから始まります．相談者の非言語的コミュニケーションから得た情報もあわせて，相談者の話を要約することが求められます．

4. 開かれた質問と閉ざされた質問

「はい」や「いいえ」で答えられる質問や短い答えで終わってしまう質問のことを，**閉ざされた質問**といいます．一方，説明や自分の考えを述べる必要がある質問のことを，**開かれた質問**といいます．

閉ざされた質問は，相談者の話の内容確認（たとえば，「平日はどうしても夕食が遅くなってしまうのですね？」といった要約を用いた会話）で

開かれた質問
5章を参照．

> **COLUMN**　カウンセリングで沈黙が続くとき・・・
>
> 　話し出すと止まらない相談者は困りますが，栄養カウンセリングで沈黙が長く続く場合も注意しましょう．管理栄養士は知識を伝えたいという気持ちやカウンセリングを先へ進めないと，という気持ちから沈黙が続くと耐えられなくなり，つい話をしてしまいがちです．そうすると，相談者の考えや価値観を聴けなくなってしまいます．沈黙には意味があります．沈黙が続く場合は，自分から話しすぎたり，相談者から聞き出そうと質問攻めになったりしないようにし，沈黙の意味を理解する姿勢で対応することが大切です．

使われ，傾聴的態度を示す場合に適しています．また，開かれた質問ばかりになると，攻められている印象を受けます．無口な相談者を対象とする場合や信頼関係がまだ築かれてない場合には，閉ざされた質問が使われます．しかし，閉ざされた質問だけでは，相談者から得られる情報が限られてしまいます．

　開かれた質問を用いると，相談者は自分の関心が高いことから話し始めたりするため，相談者の考えや価値観が理解できます．また，相談者がどの程度知識があるかも把握できます．栄養カウンセリングでは，両方の質問をうまく使い分ける必要があります．

 振返りディスカッション

● これまで，自分の話を聴いてもらっていないと感じた体験はありますか．なぜ，あなたはそのとき「話を聴いてもらえていない」と感じたのでしょうか．その場の状況や相手の態度を思い出し，その理由を考えてみましょう．
● 次の内容を相談者に聞きたいとき，どのような質問が考えられますか．想定される質問を5つあげ，それらの質問の回答を考えながら，それらが開かれた質問か閉ざされた質問かを考えましょう．
　・朝食の習慣について知りたいとき　　　　　　　　　→
　・ダイエットの経験について知りたいとき　　　　　　→
　・食生活に関して，家族の協力について知りたいとき　→

演習1　傾　聴

①3人1組になります．

②3つのパターン（p. 14のワークシートを参照）について，聴き手，話し手，観察者の役割を決めます．

③聴き手の人は，それぞれのパターンで，話し手の話を聞きます．
　パターン1：無表情でいる（うなずいたり，あいづちを打ったりしない）．
　パターン2：相手の顔をみない（メモをとったり，本を開いたり，手元を動かす）．
　パターン3：相手の目から視線をそらさず，笑顔で，常にうなずく．

④話し手は2分間，話（例：自己紹介，昨日1日のこと，趣味について）をします．

⑤観察者は，時間を測ります．また，話し手と聴き手の様子を観察します．

⑥パターンが1つ終わったら，すぐそのあとに，自分の立場（たとえば，聴き手なら聴き手の立場）での感想を「気づいたこと・感想」の欄に書きます．

⑦すべてのパターンが終わったら，それぞれのパターンで感じたことを3人で共有し，人の話を聴くときの好ましい視線，姿勢，態度について話し合います．

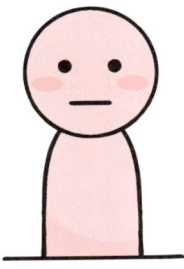 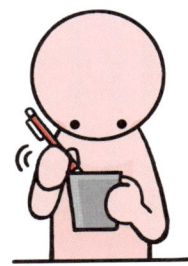 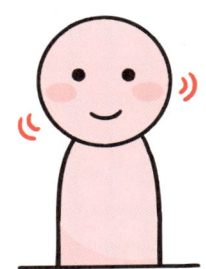

3章　栄養カウンセリングの基本的技法

演習1　傾　聴　ワークシート

パターン1：無表情，うなずいたり，あいづちを打ったりしない		
聴き手：	話し手：	観察者：
気づいたこと・感想：		

パターン2：メモをとったり，本を開いたり，手元を動かし，相手の顔をみない		
聴き手：	話し手：	観察者：
気づいたこと・感想：		

パターン3：相手の目から視線をそらさず，笑顔で，常にうなずく		
聴き手：	話し手：	観察者：
気づいたこと・感想：		

◆人の話を聴くときの好ましい視線，姿勢，態度についてグループの意見をまとめましょう．

演習2　受容・要約・開かれた質問

① 3人1組になります．

② p.16の例を参考に3つのパターンの相談者の言葉に続いて，受容・開かれた質問およびその回答と要約を考えます．
　パターン1：食事記録ができない相談者
　パターン2：お菓子を食べすぎる相談者
　パターン3：体重が最近増えた相談者

③ 各パターンの管理栄養士，相談者，観察者の役について，すべての役があたるように役を決めます．

④ 順番にロールプレイを行い，それぞれの立場での感想をワークシート（p.16）に書き留めます．

⑤ すべてが終わったら，感想を共有し，一番うまくいった事例と改善が必要な事例はどのパターンであったかを話し合いで決めます．

⑥ 一番うまくいった事例をクラスの人たちにロールプレイで紹介しましょう．

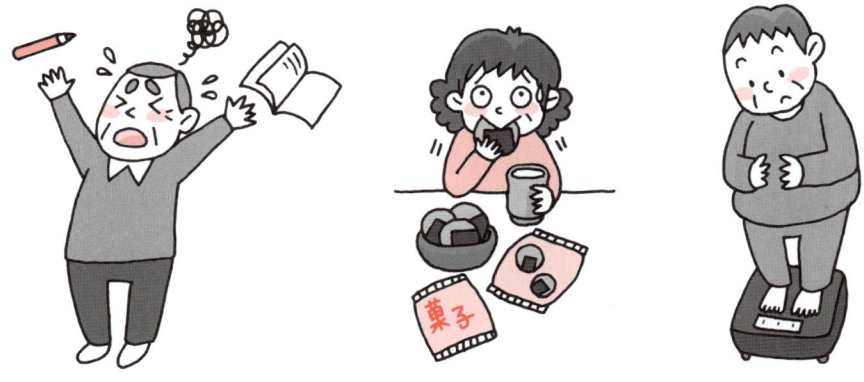

3章　栄養カウンセリングの基本的技法

演習2　受容・要約・開かれた質問　ワークシート

相談者	管理栄養士〈受容〉	相談者	管理栄養士〈開かれた質問〉	相談者	管理栄養士〈要約〉
例：食事療法なのでお昼は弁当で、昼休みは会社の同僚と一緒に食堂に行けなくていつも1人でね……	そうですか。1人のお昼ご飯は手当で、1人のお昼ご飯はつまらないですよね。		同僚の方と一緒に食堂に行っても、食事コントロールができるよい方法は何かありそうですか。	食事療法を止めない限り、難しいですね。ああ、食堂のメニューでも、カロリーが低そうなのを選べばいいんですよね。たまにだったら、毎日は無理かもしれないけど。	難しいと思ってらっしゃるけれど、カロリーが低いメニューを選んだり、たまにだったら、やれそうと考えてらっしゃるのですね。
パターン1：食事記録ができない相談者 今回は、私なりに気をつけながら食事を摂るようにしたんですけど、食事記録を毎回つけることができなくて……。 気づいたこと・感想：	管理栄養士役（　　）	相談者役（　　）	管理栄養士役（　　）	相談者役（　　）	観察者役（　　）
パターン2：お菓子を食べすぎる相談者 ストレスがたまると、お菓子を食べる量が増えるんです。食べてしまっていつも後悔していますが、昨日もやっぱり食べてしまいました。 気づいたこと・感想：	管理栄養士役（　　）	相談者役（　　）	管理栄養士役（　　）	相談者役（　　）	観察者役（　　）
パターン3：体重が最近増えた相談者 最近、体重が増えてしまって。そんなに食べていないのに。しばらく体重計に乗らなかったら、5kgも増えていました。 気づいたこと・感想：	管理栄養士役（　　）	相談者役（　　）	管理栄養士役（　　）	相談者役（　　）	観察者役（　　）

4章

行動変容の基本的概念

4章のねらい

- □ 行動変容に必要な基本的概念を理解する．
- □ 行動変容の概念と行動科学の理論やモデルの関係性を理解する．

　栄養カウンセリングは，食や栄養に関する問題を解決し，望ましい食習慣を身につけることを目的としているため，習慣・行動の変容が必要になります．したがって，栄養カウンセリングでは，カウンセリングの基本的な考え方や技法に加え，行動変容の考え方と技法が必要です．行動変容に必要な基本的概念は，行動科学の理論やモデルで提唱されたものであり，行動変容の技法は，これらをベースとしてできています（表4-1）．

1. 行動変容の準備性

　行動変容の**準備性**（readiness）は，栄養カウンセリングにおいて，最も重要な概念です．準備性とは，行動を実行するために必要な準備がどれくらい整っているかを指します．ここには，知識やスキルといったものから，行動の実行に対する関心や自信といった気持ちも含まれます．たとえば，知識は十分あっても，実行しようという気持ちがなければ準備性はまだ十分に整ったとはいえません．逆に，気持ちがあっても，知識がなければ上手く実行はできません．行動変容を目指す栄養カウンセリングでは，準備性を把握し，準備性を高めるアプローチを行います．

　準備性が概念として含まれているおもな理論やモデルとして，**トランスセオレティカルモデル**（行動変容段階モデル）や計画的行動理論があげられます．トランスセオレティカルモデルは，準備性をもとに行動変容の過

重要性（動機づけ知識）と自信（道具的知識）

準備性にはさまざまなものが含まれますが，行動に近く位置し，行動に強く影響するのは，行動に対する重要性と自信の2つの概念です．これは動機づけ面接法で用いられる概念で，社会的認知理論では結果期待とセルフ・エフィカシーに類似した概念です．栄養教育の研究者であるContentoは，重要性（あるいは結果期待）は動機づけ知識（motivational knowledge），自信（あるいはセルフ・エフィカシー）は道具的知識（instrumental knowledge）によって高まるといっています．前者は，「このままではいけない」と思わせる知識であり，後者は「それだったらできる」と思わせる知識です．

4章　行動変容の基本的概念

表4-1　行動変容で用いられる基本的概念

概念 （おもな理論やモデル）	概　要	類似する概念 （おもな理論やモデル）
行動変容の準備性 （トランスセオレティカルモデル）	行動の実行に必要な準備がどの程度整っているか	行動意図 （計画的行動理論）
疾病の罹患性と重大性の認知 （ヘルスビリーフモデル）	疾患に罹る可能性をどの程度考えているか（罹患性） 疾患に罹るとどれくらい重大だと考えているか（重大性）	
不合理な信念 （ABCモデル）	望ましくない行動を導く信念	
意思決定バランス （ヘルスビリーフモデル）	行動を実行することによって得られるメリットとデメリットをどう考えているか	結果期待 （社会的認知理論）
態度 （計画的行動理論）	行動を実行することが自分にとってどの程度よいことだと考えているか	重要性 （動機づけ面接法）
主観的規範 （計画的行動理論）	自分が行動を実行することに対して，周りの人はどう思っていると考えているか	
セルフ・エフィカシー （社会的認知理論）	行動をどれくらい実行できると考えているか	行動のコントロール感 （計画的行動理論） 自信 （動機づけ面接法）
刺激と反応 （刺激－反応理論）	行動のきっかけ（刺激） 刺激による行動（反応）	
オペラント条件づけ （刺激－反応理論）	行動の結果が望ましい結果の場合，それが次の行動の刺激になり行動が繰り返される	

表4-2　行動変容ステージとその定義

行動変容ステージ	定義
無関心（前熟考）期	今後6カ月以内に行動を実行する意思がない
関心（熟考）期	今後6カ月以内に行動を実行するつもりである
準備期	今後1カ月以内に行動を実行する意思がある，もしくは少しずつ始めている
実行期	行動を始めて6カ月未満である
維持期	行動を始めて6カ月以上経っている

程を5つの段階に分けて、段階(すなわち準備性)にそったアプローチを行うことを提唱したモデルです(表4-2).トランスセオレティカルモデルは、禁煙教育の研究の結果開発されたモデルであり、食行動にもあてはまるかどうかはわかっていません.しかし、相談者の準備性を大まかに把握するためには使いやすいモデルです.

計画的行動理論の**行動意図**(behavioral intention)も、「これからその行動を実行しようという意思」のことを指し、準備性とほぼ同じ意味です.また、動機づけ面接法では、重要性と自信の2つの概念から、準備性を把握することを提案しています.

2. 疾病の罹患性と重大性の認知

脅しは効果がないといわれたりしますが、疾病に対する脅威は、多くの人が自分の生活習慣を見直すきっかけになっています.疾病に対する脅威は、疾病への**罹患性**(perceived susceptibility)と**重大性**(perceived severity)の2つの認知から成り立ちます.罹患性は「その病気に自分が罹るかもしれない」と思う気持ちであり、重大性は「その病気に罹ると大変だ」と思う気持ちです.たとえば、「心筋梗塞になると大変だ(重大性の認知あり)」と思っていても、「自分は心筋梗塞には罹らない(罹患性の認知なし)」と思っていたら、「心筋梗塞をこわい(脅威である)」とは思いません.

疾病の罹患性と重大性が含まれる理論やモデルとして知られているのがヘルスビリーフモデルであり、他の理論やモデルにはない特徴的な概念です.

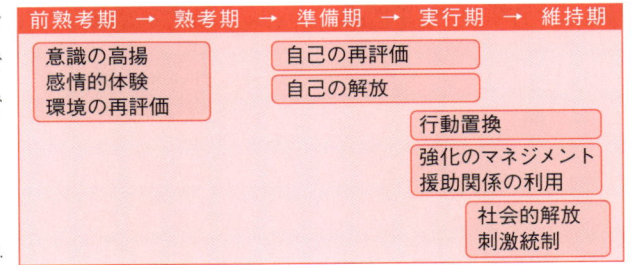

図4-1 行動変容ステージと行動変容プロセスの関連
J.O. Prochaska et al., (2016) より改変.

COLUMN 　**行動変容の準備性を確認するには・・・**

行動変容の準備性を確認する方法には、トランスセオレティカルモデルの変容ステージを用いる方法があります.しかし、「6カ月以内に行動変容するつもりですか」といった閉ざされた質問では得られる情報が少なく、相談者を目の前にした栄養カウンセリングの学習を活かすことができません.動機づけ面接法では、行動変容の準備性を重要性と自信の2つに分け、それぞれの程度を確認することを提案しています.この方法だと、そののちに、重要性と自信を高めるためのアプローチにつなげることができます.

3. 不合理な信念

　不合理な信念（irrational belief）とは，望ましくない行動を導く考えのことを指します．たとえば，「体重が増えた」という出来事に対し，「自分は水を飲んでも太る体質だ」と考える人と「最近食べすぎたからだ」と考える人がいた場合，前者は「これまでと同じ生活を送る」という選択を行い，後者は「生活を見直し，改善する」行動を選択します．この場合，前者の人の考え方を不合理な信念と呼びます．

　不合理な信念はABCモデル（図4-2）のなかで紹介された概念で，心理療法の論理療法で提唱されました．不合理な信念は，いわゆる偏見や思い込みであり，ある特定の情報からそうだと決めつけ信じ込んでいる場合が多くみられます．たとえば，意思決定バランスでデメリットを高く評価している場合（例：行動を実行してもよい結果はないと思い込んでいる）やセルフ・エフィカシーが低い場合（例：忙しく自分は絶対できないと思い込んでいる）にも，不合理な信念が存在していることがあります．

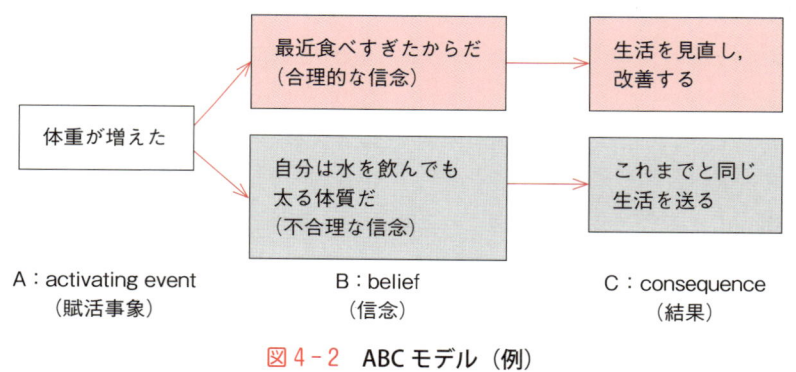

図4-2　ABCモデル（例）

4. 意思決定バランス

　行動変容に関心が高まってくると，行動変容を行うことによる結果を考えるようになります．その結果には，自分にとってメリットとデメリットの2種類が含まれ，このことを**意思決定バランス**（decisional balance）と呼びます．行動変容を行うことによるメリットのほうがデメリットより高いと，その行動の実行の重要性を高く評価し，その行動を実行することはよいことだと考えます．

　意思決定バランスに似た概念として，社会的認知理論の**結果期待**（outcome expectation）があります．結果期待は，ある行動をすると得られる結果をどう考えているかを指しており，その結果が自分にとってよい

ことであれば，行動の実行の可能性が高いと考えます．

5. 態　度

行動に対する**態度**（attitude）は，その行動を実行することは自分にとって「よいこと」（もしくは大切や重要）だと考えることを指します．つまり，行動に対する個人の価値観のことです．行動に対する態度は，意思決定バランスの結果で決まるため，意思決定バランスや結果期待と関連が深い概念です．

行動に対する態度は計画的行動理論に含まれる概念ですが，ほかにも似た概念として，動機づけ面接法で用いられる**重要性**（importance）があげられます．

6. 主観的規範

行動変容の動機には，周りの人の影響が大きくかかわっています．**主観的規範**（subjective norm）は，たとえばAさんの周りの人が「Aさんの行動変容に対してどう考えているか」そして「Aさん自身がそれに気づいているか」といった概念です．周りの人が「Aさんは生活習慣を変えたほうがいい」と考え，Aさんがそのことに気づくと，Aさんの「やらなければいけない」「その期待に応えたい」という気持ちが高まります．主観的規範は，計画的行動理論にみられる特徴的な概念です．

7. セルフ・エフィカシー

セルフ・エフィカシー（self-efficacy）とは自己効力感とも呼ばれ，その行動をどれくらい実行できると考えているか，つまり行動実行の確信のことを指します．セルフ・エフィカシーは社会的認知理論のなかで提唱された概念であり，**効力期待**とも呼ばれます．セルフ・エフィカシーは行動の実行を強く説明する概念で，行動変容に欠かせない概念です．

似た概念として，動機づけ面接法で用いられる**自信**（confidence）や計画的行動理論の**知覚された行動のコントロール感**（perceived behavioral control）があげられます．

8. 刺激と反応

行動は**刺激**（stimulus）に対する**反応**（response）であるという考え方は，行動科学の古典的な考え方です．この考え方に基づくと，「刺激を統制すると，反応である行動が変わる」と考えられます（図4-3）．食行動では，「食べる，飲む」が反応になり，その刺激には，空腹感だけでなく，スト

セルフ・エフィカシー，自信，スキル

セルフ・エフィカシーは，一般的な自信という言葉と同義語として使われることが多いのですが，厳密には異なります．セルフ・エフィカシーは，具体的な誘惑場面における行動実行の可能性を指します．たとえば，「私は野菜を（十分に）食べる自信がある」といっても，人が野菜を食べる場面はさまざまです．「外食したとき」「苦手な野菜が出たとき」といったように，野菜を食べることが難しそうな場面において，「どれくらい『野菜を食べる』自信があると考えているか」の確信の程度が，セルフ・エフィカシーになります．

また，「バランスのとれた食事を選択できる」といったような，「できる」や「できるようになる」といった表現は，スキル（能力）を表していることもあるので，セルフ・エフィカシーとスキルを混同しないようにしなければいけません．

レスといった否定的感情や視覚，嗅覚といった外からの刺激も含まれます．食行動の刺激を理解し，それらをいかにコントロールするかが，食行動の変容においては重要なポイントになります．

9. オペラント条件づけ

オペラント条件づけ（operant conditioning）は，行動が継続されたり，軽減したりするのは，本人の行動の結果によるという考え方です．ある行動で，本人にとって望ましい結果が得られれば，それは刺激となりその行動は継続されると考えます（図4-3）．このことから，継続されない行動には，「望ましい結果がなかった」あるいは「望ましくない結果があった」と考えます．行動を行ったあとの結果には，直後に起こる結果（例：満腹感）と時間がかかってから起こる結果がありますが（例：体重減少や健康の改善），直後の結果のほうがその次の行動に強く影響することが知られています．

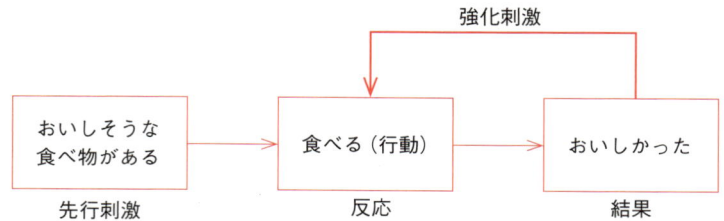

図4-3 刺激と反応，オペラント条件づけ
「おいしそうな食べ物がある」ことが刺激になり「食べる」という反応がある（刺激と反応）．そして，「食べる」という反応（行動）のあとに起こる「おいしかった」という望ましい結果は，「食べる」行動の刺激になり，行動が繰り返される（オペラント条件づけ）．最初の刺激と行動のあとの刺激は，それぞれ，先行刺激，強化刺激と呼ばれる．

 振返りディスカッション

● 「あの人はやる気がない」といったように「やる気」という言葉をよく使います．私たちは，何をみて「やる気」を判断しているのでしょうか．行動変容の基本的概念に基づいて，「やる気」とは何かを考えてみましょう．

5章

行動変容に必要なおもな技法

5章のねらい

- ☐ 行動変容に必要なおもな技法を基本的概念と関連づけて，理解する．
- ☐ 行動変容の技法の活用方法を理解する．

　栄養カウンセリングでは，行動変容の技法をどれだけ使いこなせるかが重要です．活用するためには，その内容を理解し，相談者の背景や行動変容の準備性にあわせて効果的に用いることが求められます．行動変容の技法は，行動変容の基本的概念を実践するために考えられたものです．1つの技法がいくつかの概念にまたがっている場合もありますが，技法と概念の関連性を整理すると，活用しやすいでしょう．

1. 開かれた質問

　開かれた質問（open-ended question）は，カウンセリングの基本的技法です．開かれた質問を用いると，相談者は自分自身の考えや気持ちを振り返り整理できると同時に，その考えや気持ちを確認することができます．

　開かれた質問は，栄養カウンセリング全般で必要とされますが，とくに栄養カウンセリングの初期で必要とされる行動変容に対する意識の高揚や準備性の確認に有効です．たとえば，「検査結果をご覧になりまして，どう思われましたか」「お食事を記録されて，何か気づかれたことはありましたか」といった質問は，相談者が自分自身の健康状態や生活を振り返るきっかけになります．準備性が低い場合は，「いや，別に」といった回答が返ってくる一方，準備性が高い場合，「いろいろ頑張っているんですけどね」といった回答が返ってくるでしょう．管理栄養士が「昨年より，悪

動機づけ面接法

動機づけ面接法（motivational interviewing）は，アルコール依存症の患者を対象としたカウンセリング手法として開発されたことから，行動変容に対する葛藤や障害を解決することを重視しています．動機づけ面接法は，クライアント中心療法と行動変容段階モデルをベースに開発されました．したがって，動機づけ面接法は，カウンセリングの基本技法と行動変容の技法を組み合わせて進めます．

表5-1 行動変容の技法と基本的概念の関連性

おもな技法 \ 概念	行動変容の準備性	罹患性と重大性	不合理な信念	意思決定バランス	行動に対する態度	主観的規範	セルフ・エフィカシー	刺激と反応	オペラント強化
開かれた質問	○	○							
認知再構成			○	○	○		○		
問題解決（逆戻り防止）							○		
ストレスマネジメント							○		
ソーシャルスキルトレーニング（ロールプレイ）							○		
モデリング（デモンストレーション）					○	○	○		
ソーシャルサポート					○	○			
目標設定							○	○	
目標宣言（行動契約）					○				
セルフモニタリング							○	○	○
行動分析								○	
刺激統制								○	
行動置換（反応妨害）								○	
強化のマネジメント（報酬）									○

ここでは，関連が深いものに○印をつけた．ただし，○印がないことは関連がないことを示しているわけではない．

くなっていますね」「お酒が多いようですね」といったように，先に評価を述べると，相談者は自分の考えを述べにくくなります．したがって，開かれた質問は，行動変容の準備性を把握するだけでなく，信頼関係の構築にも役立ちます．

　開かれた質問は，相談者の今の状況とあるべき姿を客観的に示しつつ行うことで，疾病の罹患性と重大性の認知を高めます．栄養カウンセリングでは「このままではいけない．どうにかしないと」といった行動変容に対する主体性が重視されます．そのためには，相談者が「自分の問題だ」と理解することが大事です．一般的な話は疾病の重大性の認知を高めますが，罹患性の認知は高まりません．罹患性の認知を高めるためには，相談者の背景や生活習慣を把握し，相談者の情報として説明する必要があります．さらに，性・年齢，生活背景が似ている事例も，罹患性の認知を高めるの

に役立ちます．罹患性の認知は，家族や親戚，友だち・同僚など身近な人が病気に罹るという経験をもつことで高まりやすくなります．

2. 認知再構成

　認知再構成（cognitive restructuring）は，言葉のとおり「これまでの考えを変える」ことです．行動変容に対し抵抗を示す多くの人は「自分は太る体質だからしょうがない」や「お菓子を止めるとストレスがたまる」といったような思い込みによって「自分は無理だ」「自分はできない」と思っています．このような状況では，認知再構成が必要になります．

　このような思い込みにはいくつかの要因が考えられます．「自分は太る体質だからしょうがない」といった思い込みは，**不合理な信念**（irrational belief）と考えられ，これは限られた情報で判断している場合に多くみられます．「どうしてそう思われているのですか．そう思っている理由をお話いただけますか」といった開かれた質問で，相談者の考えの背景を聞き，一般的な情報を提供するとともに，相談者の状況を把握し，より具体的な情報を提供します．相談者に自分の考え方が偏っていたことに気づかせることが大切です．

　トランスセオレティカルモデルでは，行動変容の過程を10の変容プロセスで提案をしています．変容プロセスは，認知的プロセスと行動的プロセスに分けられ，認知的プロセスにあてはまる変容プロセスは，認知再構成に役立ちます．たとえば，**意識の高揚**（consciousness raising），**感情的体験**（dramatic relief）は，準備性の低い段階でみられる認知的変容プロセスといわれています．意識の高揚は，行動変容に関する情報を入手することで意識が高まることであり，感情的体験は「このままだったら，いけない」という気持ちになることです．ほかにも，行動変容すること（あるいはしないこと）によって，周囲にどういう影響を及ぼすかと考える過程である，**環境への再評価**（environmental reevaluation）や，周囲の環境が自分の行動変容の支援になっていることに気づく過程である，**社会的解放**（social liberation）があります．

　人は行動変容にある程度関心をもった段階になると，「お酒を減らすにはつき合いを断らないといけない」「お菓子を止めるとストレスがたまる」といった，ある行動をとることによるデメリットをあげる人が増えてきます．これは，変容プロセスでは，**自己の再評価**（self-reevaluation）と呼ばれています．この段階では行動を変えたときに得られる意思決定バランス（メリットとデメリット）を書き出すことで，冷静に自己を評価することを提案しています．デメリットを高く見積もっている場合も，限られた

情報で判断していることが多く，とくに過去の失敗経験がデメリットを高めていることが考えられます．その失敗の場面をよく聴き，一緒に解決策を考える必要があります．

3. 問題解決（逆戻り防止）

問題解決（problem solving）や逆戻り防止（relapse prevention）はある行動をとるのが難しくなる場面で，どのような対策（coping strategy）をとるかについて，あらかじめ考え決めておく方法です．行動をとるのが難しくなる場面は，誘惑（temptation）と呼ばれ，セルフ・エフィカシーと相反する関係にあることが知られています．すなわち，誘惑が減るとセルフ・エフィカシーが高くなります．

具体的な方法は 2 段階あり，まず自分の誘惑について知ること，そして次に，その誘惑場面でどうしたらよいかという対策を考えることです．最初の自分の誘惑を知る方法としては，行動分析（p. 30 参照）を行い，自分の行動パターンを知ることがあげられます．対策を考える方法としては，ソーシャルスキルトレーニングやモデリングがあげられます．

> デモンストレーション，モデリング
> p. 27 参照.

4. ストレスマネジメント

ストレスがあるために不健康な生活習慣を送る場合がありますが，それだけでなく，生活習慣を改善すること自体がストレスになることもあります．ストレスマネジメント（stress management）は，行動変容に欠かせません．

ストレスマネジメントは，ストレス発散といった気分転換だけではありません．気分転換は気持ちに対して働きかける「情動焦点型」の方法と考えられる一方で，ストレスの問題に対して取り組む「問題焦点型」の方法があります（表 5-2）．上手くできていない人は，偏った方法をとっている可能性がありますので，いろいろな方法を試してみることを提案するとよいでしょう．

5. ソーシャルスキルトレーニング，ロールプレイ

ソーシャルスキルトレーニング（social skill training）は社会技術訓練と呼ばれ，社会で必要なコミュニケーションスキルを中心としたスキルを向上させ，問題を解決することを目的としています．ロールプレイ（role playing）は役を演じるという意味で，スキルを向上させるための具体的な方法の 1 つであり，栄養カウンセリングでもよく用いられます．

たとえば，上司からお酒を勧められると断れない相談者に対して，管理

表5-2　ストレスマネジメントの方法

方法	具体的方法　例
情動焦点型	・誰かに話を聞いてもらう ・これからよいこともあると考える ・趣味などで気分転換をする ・嫌なことを考えないようにする
問題焦点型	・経験した人から情報を得て参考にする ・ストレスの原因を考え，具体的な方法を考える ・責任を他の人と分担する ・対処できない問題だと考え，あきらめる

島井哲志，嶋田洋徳，『イライラのマネジメント』，法研（2000），p. 17～25 を参考に作成．

栄養士が上司の役を演じ，相談者に断ってもらうという練習をします．「上司の方のお酒も上手く断ってくださいね」というアドバイスだけでなく，その場をイメージして演じてもらうことにより，これが相談者の経験になり，セルフ・エフィカシーが高まり，実際の場面でも実行できる可能性が高まります．

ロールプレイを行うには，行動を実行するのが難しい場面，すなわち誘惑が何であるかを把握する必要があります．また，誘惑に対する対策は1つでなく，複数考えておいたほうが実際の場面で乗り越えやすくなります．

問題解決，逆戻り防止
p. 26 参照．

行動分析
p.30 参照．

6. デモンストレーション，モデリング

ソーシャルスキルトレーニングとロールプレイが，本人が実際に身体を動かして練習をする方法であるのに対し，デモンストレーション（demonstration）やモデリング（modeling）は，誰かの話を聞いたり，みたりする方法です．これは，セルフ・エフィカシーは，本人の学習によってスキルを身につけるだけでなく，他者を観察することによっても高まっていくという考え方に基づいています．

すでに成功している人の話をしたり，身近に成功している人がいたら，真似をするようにアドバイスしたりするのが**モデリング**にあたります．モデリングのモデルになる人は，相談者と属性（性，年齢，生活スタイルなど）の近い人のほうが効果があります．ソーシャルスキルトレーニング，ロールプレイがセルフ・エフィカシーを高める一方で，モデリングの場合は，セルフ・エフィカシーだけでなく，行動変容のメリットが高まったり，行動変容に対する態度が変容したりします．それは，モデルの成功という結

果や行動変容に対する肯定的な態度を知ることができるためです．

デモンストレーションは実際にやってみせることです．実際に相談者がその場で体験できるほうが理想的ですが，時間や設備が整っていない場合は，その場でやってみせたり，あらかじめビデオにとったものをみせるデモンストレーションでも，言葉だけで説明するより効果があります．

7. ソーシャルサポート

ソーシャルサポート（social support）は，周囲の人からの協力を得る方法です．ソーシャルサポートには，いくつか種類があります（表5-3）．一般的に周囲の協力というと，道具的サポートや情報的サポートをイメージしますが，情動的サポートや評価的サポートも行動変容には有効です．それは，ソーシャルサポートを得ると，セルフ・エフィカシーが高まるだけでなく，自分は期待されているという主観的規範が高まるからです．「誰か周りに応援してくれる人はいませんか」といった質問をし，具体的な人をあげてもらい，サポートをお願いするよう，アドバイスしてみましょう．トランスセオレティカルモデルの変容ステージでは，ソーシャルサポートを**援助関係の利用**（helping management）と呼んでいます．

表5-3　ソーシャルサポートの種類

種類	具体例
道具的サポート（instrumental support）	お弁当をつくってもらう
情報的サポート（informational support）	行動変容に役立つ情報をもらう
情動的サポート（emotional support）	「頑張って．応援しているよ」と声をかけてもらう
評価的サポート（appraisal support）	「よくやったね」といったように，行動に対しての評価の言葉をかけてもらう

8. 目標設定

栄養カウンセリングにおいて，ただ単に「やってくださいね」と漠然というのではなく，具体的な目標を決める**目標設定**（goal setting）を行ったほうが行動変容は成功しやすくなります（表5-4）．ただし，目標設定の方法が重要です．とくに，目標は本人が「できそう」と思える目標にすることが大切です．これは，スモールステップと呼ばれており，そのためには，よく相談者の考えを聞き，話し合って目標を決める必要があります．

9. 目標宣言（行動契約）

目標宣言を行ったほうが行わなかった人より，行動変容に成功すること

表 5-4 目標設定のポイント

ポイント	実行しにくい目標例	改善目標例
・結果目標でなく，行動目標にする	1カ月に3kgやせる	→ ご飯を1膳までにする
・いつどこでするかといった，現在の生活で取り組める具体的な内容にする	毎日体重計にのる	→ お風呂のあとに体重計にのる
・目標をできたか（○か）できなかったか（×か），評価しやすい内容にする	お菓子を控える	→ 夕食後にお菓子を食べない
・できそうな目標にする	お酒をやめる	→ お酒は1日1合までにする
・いつからいつまでの目標とするか，期間を決める	野菜をもっと食べる	→ 明日から2週間，朝食に野菜料理を1品追加する

が知られています．目標宣言とは，「これからやるぞ」と決意するということです．目標宣言は，トランスセオレティカルモデルでは**自己の解放**（self-liberation），行動療法では**行動契約**（behavioral contracting）と呼ばれます．目標宣言の効果は，自分自身への行動に意識を高めること以外にも，周囲からの支援と期待を受けやすくなることによるといわれています．このことから，家族や友人，同僚などに目標宣言を行ったほうが効果があります．目標宣言書に目標の達成を応援してくれる人のサインをしてもらう，目標宣言書をみんなの目につくところに貼る，などを勧めるとよいでしょう（図5-1）．

10. セルフモニタリング

セルフモニタリング（self-monitoring）とは，体重や歩数，目標の達成などを記録するものです．専用のセルフモニタリング表（図5-2）でなくても，自分の手帳やカレンダーに記録する方法でも同じ効果があります．セルフモニタリングをすることで，自分で自分の行動を振り返ることができ，「これからも，頑張って続けよう」「次はもっと頑張ろう」といった気持ちになり，次の行動が継続・促進されます．また，セルフモニタリングを続けることにより，「こういうときにはできなくなる」といった自分の行動パターンがわかり，逆戻り防止にも活用できます．このように自分で自分の行動をコントロールすることを**自己調整**（self-regulation）と呼びます．

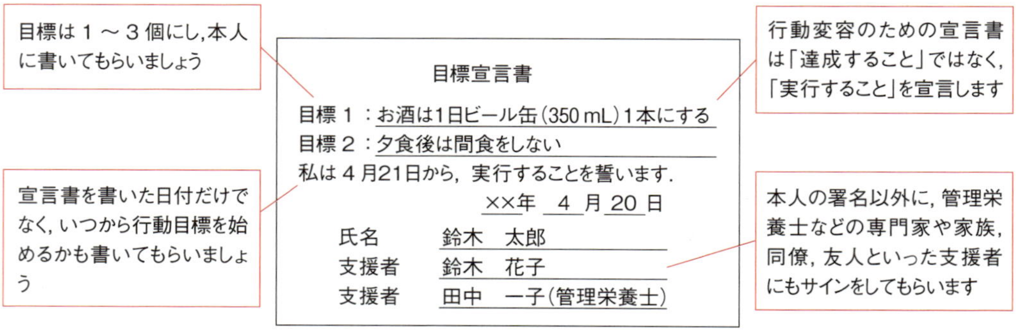

5章　行動変容に必要なおもな技法

	目標は1〜3個にし，本人に書いてもらいましょう

```
          目標宣言書
  目標1：お酒は1日ビール缶（350 mL）1本にする
  目標2：夕食後は間食をしない
  私は4月21日から，実行することを誓います．
                      ××年  4 月 20 日
  氏名      鈴木　太郎
  支援者    鈴木　花子
  支援者    田中　一子（管理栄養士）
```

- 目標は1〜3個にし，本人に書いてもらいましょう
- 宣言書を書いた日付だけでなく，いつから行動目標を始めるかも書いてもらいましょう
- 行動変容のための宣言書は「達成すること」ではなく，「実行すること」を宣言します
- 本人の署名以外に，管理栄養士などの専門家や家族，同僚，友人といった支援者にもサインをしてもらいます

図5-1　目標宣言書（例）

月　日	4/21	4/22	/	/	/	/	/	/	/	/	/	/	/
目標1：ビールは350 mL缶1本	○	×											
目標2：夕食後間食しない	○	×											
体重（kg）	67.5	68.1											
血圧（mmHg）	142/80	140/75											
歩数（歩）	6000	8500											
メモ		飲みに行った											

※目標の達成は○×でつけます．
※メモにはその日あったことをメモします．

図5-2　セルフモニタリング表（例）

11. 行動分析

　行動分析（behavior analysis）とは，どうしてその問題行動が起こるのか，刺激と反応の関係を念頭に置いて聞き取り分析する方法です．栄養カウンセリングでは，食事調査がよく行われますが，食事調査では，「何をどれだけ食べているか」といった栄養摂取状況を把握することを目的としており，「いつ，どこで，どういうきっかけで食べているか」はわかりません．栄養カウンセリングでは，「何をどれだけ食べているか」だけでなく，「いつ，どこで，どういうきっかけで食べているか」といった情報もないと，相談者の生活に適したアドバイスができません．

　問題行動を**行動の鎖**（図5-3）のように聞き取っていくと，行動は鎖のように刺激と反応でつながっていることが理解でき，どこで切ったら問題行動につながらないかが予測できます．そこで，刺激統制，反応妨害，行動置換といった技法を用いたアドバイスができるようになります．

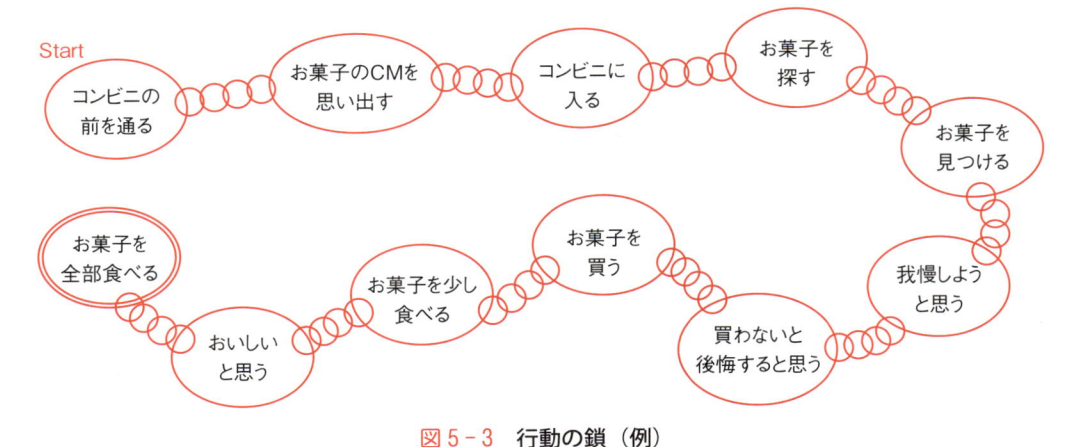

図 5-3 行動の鎖（例）
足達淑子 編,『栄養指導のための行動療法入門』, 医歯薬出版 (1998), p.48 を改変.

12. 刺激統制

相談者がどのような刺激によって食べているのかを把握することで，**刺激統制**（stimulus control）が可能になります．これは，刺激－反応理論を応用した技法であり，トランスセオレティカルモデルでも，変容プロセスとして用いられています．

これらの技法は，行動分析を行い，刺激と反応の関係がわかったあとに用いることができます．たとえば，「コンビニの前を通るとついお菓子を買ってしまう」「よく食べる人のとなりに座ると，食べる量が増える」といった行動パターンが理解できると，「コンビニの前を通らないようにする」，「よく食べる人のとなりに座らない」といったアドバイスができます．刺激統制は行動的な対策と呼ばれ，簡単にできる方法ですが，行動変容の準備性が整った対象者でないと，実行してもらえません．したがって，これらは目標設定や目標宣言をしたあとに行うアドバイスになります．

13. 行動置換（反応妨害）

刺激統制が刺激に働きかける方法である一方で，反応に働きかける方法として，**行動置換**（counterconditioning）や**反応妨害**（response prevention）があります．イライラしても，とりあえず3分間我慢する（反応妨害），イライラしたら，温かいお茶を飲む（行動置換）といったものが行動置換や反応妨害を活用したアドバイスです．

行動置換は「お酒をやめる」「間食をやめる」といった「やめる」目標の際に必要なアドバイスです．なぜなら，人の習慣は行動の鎖のようにつながっているため，その途中の行動を取り除いても，また元に戻ろうとす

るからです．したがって，新しい行動パターンが形成されるために，取り除いた行動の代わりとなる行動を鎖のなかに入れてあげる必要があります．

14. 強化のマネジメント（報酬）

　行動変容に成功する人は，**強化のマネジメント**（contingency management）を上手く活用しています．強化のマネジメントは，いわゆる**報酬**（reword）であり，自分にごほうびをする，周囲からほめられるといったことが行動を促進・維持させます．さらに，行動変容をしてよかったと思う気持ちも，行動を継続に導くことから，相談者が行動を実行したあとに「やってみて何かよかったと思うことはありませんか」と尋ねてみましょう．体重など身体や健康の状態の変化はみられなくても，やったあとの「気分がいい」などといった相談者自身の気持ちも行動を促進させます．

振返りディスカッション

● 次のような相談者に出会ったとき，どういう技法を用いることができるかについて，考えてみましょう．
　　例：「お酒を減らす」ことに対し，前熟考（無関心）期にいる相談者
　　　　「お菓子を減らす」ことに対し，熟考（関心）期にいる相談者
　　　　「野菜を食べる」ことに対し，準備期にいる相談者
　　　　「朝食を食べる」ことに対し，実行期にいる相談者

● 図5-3「行動の鎖」の例をみて，つい「お菓子を全部食べる」といった問題をかかえている相談者に出会ったとき，どういう技法を用いたアドバイスができるかを考えてみましょう．

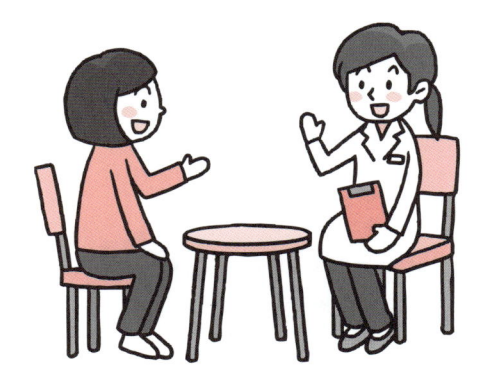

II 栄養カウンセリングの実践編
＜基 礎＞

6章

栄養カウンセリングを始めるにあたって

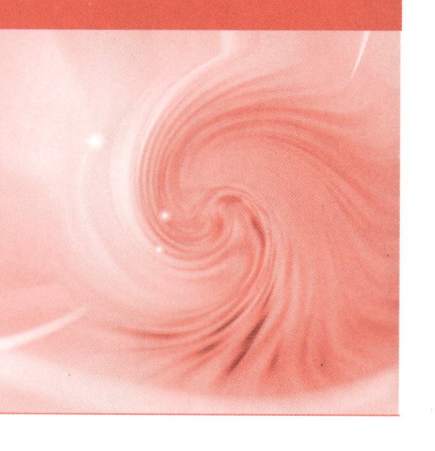

6章のねらい

☐ 栄養カウンセリングにふさわしい環境を説明できる．
☐ 管理栄養士としてふさわしい身だしなみができる．
☐ 栄養カウンセリングに必要な教材を理解する．

---

1. 環境の整備

　栄養カウンセリングは，落ち着いて相談者が話しやすい環境で行うことが大切です（図6-1）．個室で行うことが望ましいですが，部屋が準備できない場合はパーテーションで区切るなど工夫をしましょう．音に関しては，外部から聞こえる音以外に，電話の呼び出し音で話が中断されないように，配慮する必要があります．

2. 身だしなみ

　「人はみかけによらない」といわれますが，みた目の印象は大切です．とくに初対面での印象の大部分は，みた目です．管理栄養士としての態度や倫理で学んだことを思い出し，相談者に「この人は信頼できる人だ」と思ってもらえるように，身だしなみを整えましょう（図6-2）．

2. 身だしなみ

周りの音はうるさくないか　話し声は外にもれないか
暗すぎないか，まぶしすぎないか
電話の呼出し音の音量は小さくしているか
時計は管理栄養士の視線の先に置く
暑すぎないか，寒すぎないか
カウンセリングにふさわしい装飾か　観葉植物などは相談（学習）者の視線の先になるように
椅子の位置はカウンセリングにふさわしいか
カウンセリングに使用する教材や資料，フードモデルが室内に置かれているか
部屋は広すぎないか　狭すぎないか

図 6-1　栄養カウンセリングにふさわしい環境

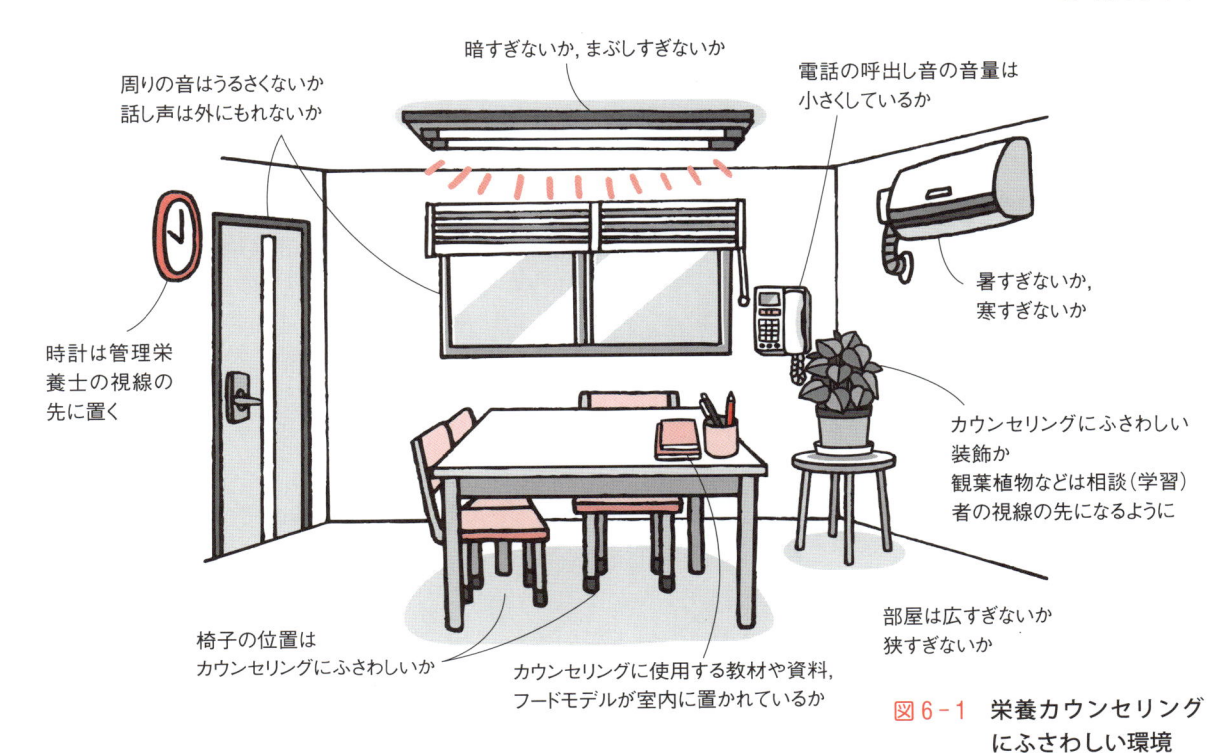

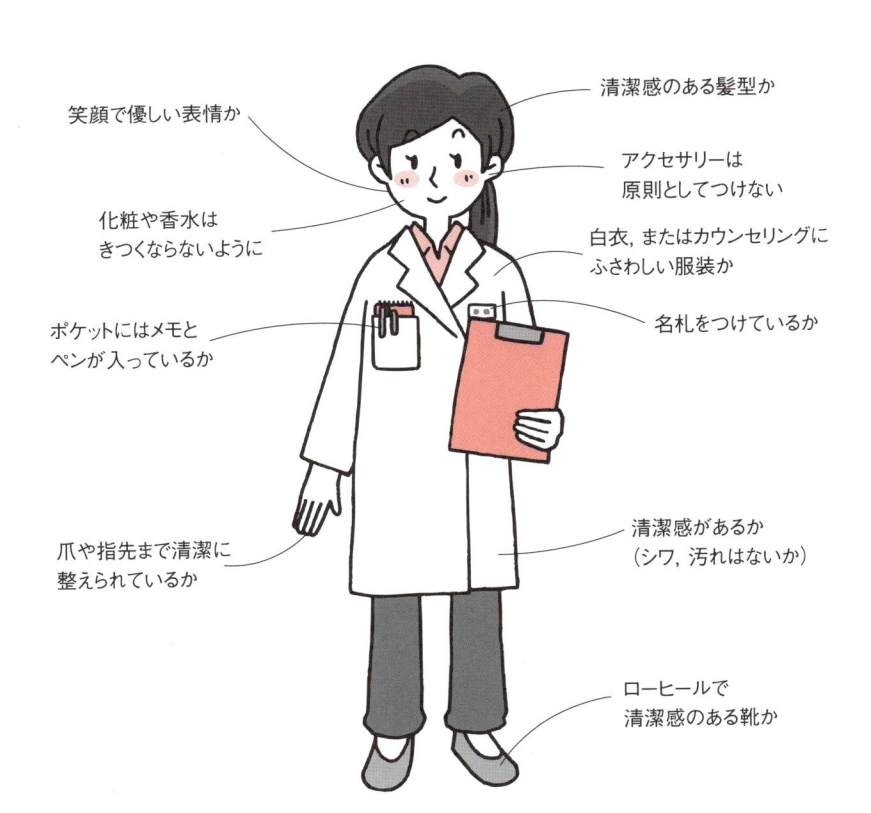

笑顔で優しい表情か
清潔感のある髪型か
化粧や香水はきつくならないように
アクセサリーは原則としてつけない
白衣，またはカウンセリングにふさわしい服装か
ポケットにはメモとペンが入っているか
名札をつけているか
爪や指先まで清潔に整えられているか
清潔感があるか（シワ，汚れはないか）
ローヒールで清潔感のある靴か

図 6-2　管理栄養士としてふさわしい身だしなみ

> **COLUMN** 栄養カウンセリングで気をつけること
>
> 　言葉遣いにも，その人の人間性が表れます．アドバイスをする立場であっても，相談者の主体的な行動変容を促すためには，高圧的な物のいい方はふさわしくありません．しかし，丁寧すぎる話し方では，相談者は距離感を感じてしまいますし，逆に友人に使うような言葉を使うと不快に感じる相談者もいます．相談者との人間関係を考え，真摯な気持ちで接することを心がけると，その態度は言葉遣いにも表れます．

3. 教　材

　栄養カウンセリングで用いられる教材は，食生活の聞き取りやアドバイスを補助する際に使用するフードモデルや写真入りの図書，目標を記入したりする教材が主となります．近年では，パソコンやタブレットを用いて行うことも増えています．パンフレット，ワークシートなどの教材は市販されていますが，使いやすいものを作成するのもよいでしょう．栄養カウンセリングをスムーズに行うために，教材は手の届くところに整理しておきましょう．

振返りディスカッション

● 今の自分の身だしなみをみて，栄養カウンセリングを行うのにふさわしいか，もし足りないものがあれば何が足りないかについて，考えてみましょう．

7章

栄養カウンセリングの実際

7章のねらい

- □ 栄養カウンセリングの流れを説明できる．
- □ カウンセリングの流れのなかで，カウンセリング技法や行動変容の技法の使い方を理解する．
- □ 相談者の行動変容の準備性を把握し，それに応じた技法を理解する．

1. 栄養カウンセリングの流れ

　栄養カウンセリングは栄養教育の1つの方法であることから，基本的な流れは栄養教育と同じです．ただし，栄養カウンセリングでは，カウンセリング（Do）のなかで，Planにあたる内容を行うことも多く，PlanとDoを明確に分けることはできません．場面によって異なりますが，多くの場合，PlanからDoまでを初回のカウンセリングで行い，2回目以降は，行動変容のフォロー（行動目標の継続の支援）を行います（図7-1）．

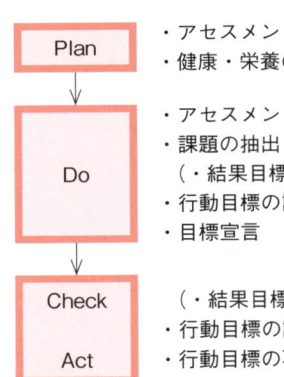

Plan
・アセスメント①
・健康・栄養の課題の確認

Do
・アセスメント②
・課題の抽出
（・結果目標の設定の話合い）
・行動目標の設定の話合い
・目標宣言

Check
Act
（・結果目標の評価）
・行動目標の評価
・行動目標の再設定の話合い

図7-1　栄養カウンセリングの流れ

アセスメント①は，栄養カウンセリングを行うきっかけとなるアセスメントのことを指します．たとえば，病院やクリニックでは検査結果，健診後では健診結果，学校では食物アレルギーに関する調査結果がこれにあたります．一方，アセスメント②は，行動変容のアドバイスや，目標設定を行うためのアセスメントを指します．たとえば，検査結果で，血糖値が高いことがわかり，栄養カウンセリングに来た相談者に対し，具体的な食習慣を尋ねることはアセスメント②になります．

> **COLUMN　5Aアプローチ：行動カウンセリングの進め方**
>
> 　栄養カウンセリングのように，行動科学の技法を応用したカウンセリングは，行動カウンセリング（behavioral counseling）と呼ばれ，その進め方は5Aアプローチと呼ばれています．5Aとは，Assess（相談者の食習慣や行動変容の準備性を評価する），Advise（専門的な情報によるアドバイスを行う），Agree（相談者の同意を得ながら進行する），Assist（相談者の行動変容を支援する），Arrange（相談者の行動の継続を支援する）の頭文字です．ほかにも，肥満を対象としたAsk（体重について話し合ってよいかを確認する），Assess，Advise，Agree，Assistの5Aもあります．

2. 初回の栄養カウンセリング

2-1　導入

　ここでは，BMI 27 kg/m^{2}で，高血圧の40歳代の男性の栄養カウンセリングの例を用いて，クリニックにおける管理栄養士の会話について解説します．初回の栄養カウンセリングで，すでに熟考（関心）期である人の例です．

　導入の最も重要な目的は，その後の栄養カウンセリングをスムーズに進めるための信頼関係の構築です．相談者の多くは，なぜ自分が栄養カウンセリングに来ているのかをわかっています．相談者が安心して話ができる

【栄養カウンセリングにおける導入　例】

管理栄養士の言葉	解　説
①「こんにちは．本日，食事相談を担当する管理栄養士の○○と申します．△△さんですね．これから約30分お時間をいただきます．よろしくお願いします．どうぞ，こちらにおかけください」	最初に自己紹介をする．時間の目安を伝えておくと，長くなりそうになった場合，止めやすい．
②「担当医師の××先生から，何といわれて，今日来られましたか」	開かれた質問をすることで，相談者が自分の健康に対する価値観や医師とのコミュニケーションがどうであるかを理解できる．
③「そうですか．血圧が高いのと，あと少しやせるように，先生からいわれて食事の指導を受けに来られたのですね」	共通認識をもつため，栄養カウンセリングの目的，すなわち，健康・栄養の課題を確認し，共有する．もし，自分がどうして来たのかを相談者が理解していない場合は説明する．
④「血圧以外に何か気になることはありますか」	医師からみた課題と本人が考える課題が異なる場合がある（たとえば，血圧より「最近，体重が増えてきたのが気になる」という相談者もいる）．相談者の意向を尋ねる．このような質問は信頼関係の構築につながる．

よう，笑顔で相談者を迎えましょう．

2-2 アセスメント

目標や評価の種類によって，アセスメント項目を分けて考えると整理しやすく，系統立てて計画的に栄養カウンセリングが進められます（表7-1）．

表7-1 アセスメント項目とその例

目標	結果	項目	例	方法
結果目標	結果評価	QOL	QOL	質問紙，インタビュー
		身体計測項目	体重，身長，腹囲など	身体計測
		臨床検査項目	血清脂質，血糖など	生理・生化学検査
		臨床診査項目	主訴，病歴，ストレス，便通	インタビュー（問診）
行動目標	影響評価	食習慣	栄養摂取量	食事調査
			食行動	質問紙，インタビュー
		他の生活習慣	喫煙，運動，睡眠など	〃
学習目標	影響評価	態度	行動変容の準備性など	質問紙，インタビュー
		知識，スキル	健康や栄養に関する知識やスキル	〃
環境目標	環境評価	食物へのアクセス	家庭環境，職場環境，地域など	質問紙，インタビュー
		情報へのアクセス	職場環境，IT利用環境など	〃
		ソーシャルサポート	食生活改善に対する家族や同僚などの支援	〃
		属性	性別，年齢，家族構成，教育歴，職業など	〃

相談者のライフステージや場面，課題によって，必要な情報は違い，アセスメントの項目も異なってきます．たとえば，臨床の場面では，結果目標に含まれる臨床検査項目などは必須になります．一方で，身体的な課題というより，食生活の課題が主となる場合（たとえば，離乳食や偏食），臨床検査項目などは省略され，行動目標や学習目標，環境目標になる項目を中心にアセスメントします．

また，アセスメントの実施も場面や課題によって異なります．たとえば，結果目標に含まれている臨床検査項目などは，ほとんどの場合，栄養カウンセリングが始まる前にすでにアセスメントされています（図7-1参照）．その他の項目も事前に用紙を渡し記入してきてもらい，その確認を行いながら，栄養カウンセリングを行うこともあります．状況に合わせて必要なアセスメント項目とその実施方法を選択しましょう．

7章 栄養カウンセリングの実際

COLUMN　目標の対象は誰だろう？

　栄養カウンセリングでは，実際に課題のある相談者本人ではなく，保護者，介護者などが栄養カウンセリングの相談者になることがあります．その場合，**結果目標**と**行動目標**や**学習目標**の対象が相談者なのか，本人なのかを，注意深く考える必要があります．

　たとえば，子どもの肥満についての栄養カウンセリングを保護者に行う場合，**結果目標**に相当する「肥満改善（肥満度が◯◯％下がった）」の対象は子どもですが，栄養カウンセリングで取り上げる行動（例：「（保護者が）夕飯に野菜料理をつくる（**行動目標**）」）の対象は保護者になります．そして，その**行動目標**に向けて，**学習目標**（例：「（保護者の）野菜料理をつくるセルフ・エフィカシーを高める」）を達成させるための話合いを行いますが，これも対象は保護者です．同時に，子ども側の行動「（子どもが）夕飯の野菜料理を食べる（**行動目標**）」を立ててそれを評価することも大切です．保護者（すなわち，栄養カウンセリングの相談者）の**行動目標**とは区別しておきます．すなわち，保護者の**行動目標**のうえに，子どもの**行動目標**があることを理解する必要があります．

【栄養カウンセリングにおけるアセスメント　例】

管理栄養士の言葉	解説
⑤「では，少し今の食生活について，詳しくお聞かせください．昨日は何を召し上がりましたか（24時間思い出し法の場合）」	食事の聞き取りは，**刺激**と**反応**の関係を考え，食行動を**行動パターン**で聞き取る．食事を聞き取りながら，睡眠習慣や運動習慣など他の生活習慣も把握する．事前に記録用紙を渡し，記入済みの場合は，それを受け取り，内容を確認しながら，行動パターンを聞き取る．
⑥「食生活を振り返ってみていかがでしたか」	**開かれた質問**により，相談者の知識や行動変容の準備性を理解できる．
⑦「確かに，お野菜は少ないですね．それと，牛乳などの乳製品も少ないということですね．私は，少しお酒も多いかなと思ったのですが，いつもこのくらい飲まれるのですか」	相談者の意見も受け入れつつ，専門家としての見地も伝える．
⑧「ところで，ご家族の方は，△△さんのお食事や健康について何かおっしゃっていますか」	会話の流れをみながら，相談者の家庭や職場などの環境について把握する．

COLUMN　食事調査の方法

栄養カウンセリングで行われる食事調査では，24時間思い出し法のほかに，食事記録法が用いられます．**24時間思い出し法**は準備の必要がなくできる一方で，特定の日に限られるので，ふだんの食生活であったかを確認する必要があります．**食事記録法**も，栄養カウンセリングでよく用いられる方法ですが，あらかじめ用紙を渡し書いてきてもらい，栄養カウンセリングに持参してもらう必要があります．**秤量法**は精度が高い一方で，食事全部ではなく，調味料，野菜の量，ご飯の量，飲酒量など，目標行動に関連する食品に絞って秤量してもらうと負担が軽くなり，意識づけにもつながります．持参してもらった記録をみながら，栄養カウンセリングのなかで，内容を確認します．

2-3　課題の抽出

アセスメントを行うといくつかの課題があげられます．このなかから，改善していく目標を立てていくのですが，一度に多くの目標設定を行うと，失敗する可能性が高まるため，3つくらいに絞り込む必要があります．

【栄養カウンセリングにおける課題の抽出　例】

管理栄養士の言葉	解　説
⑨「△△さんが考える食生活の改善点を整理してみますと，乳製品とお野菜が少ないということが問題だと思ってらっしゃるのですね．あと，私から追加させていただくと，お酒が少し多い，夕食の量が多いとなりますね」	相談者の意見を整理し（**要約**），専門家からの意見も述べる．
⑩「いくつか改善点が出ましたが，△△さんは，どんなことを改善してみようと思いますか」	専門家の提案をする前に，まず，相談者の行動変容の準備性を**開かれた質問**を用いて尋ねる．
⑪「牛乳を飲むのはすぐできそうだけど，お野菜を増やすのは難しいと思ってらっしゃるのですね．そして，夕食を改善することは，今すぐは必要ないと思ってらっしゃるのですね」	**要約**を用いて，行動変容の準備性を確認する．
⑫「ざっと今，計算したところ，夕食での摂取カロリーは900 kcalぐらいで，これにお酒が入ると1000 kcalは超えています．1日の半分以上のエネルギーを夕食で摂ってらっしゃることになりますね．夕食での摂取エネルギーを抑えることが，一番効果的に体重を減らし，その結果，血圧も下がる可能性があります」	相談者の準備性が低い場合は，行動変容の重要性を高める（もしくは，**意思決定バランス**のメリットや**結果期待**を高める）必要がある．今までの見方を変えてもらう（**認知再構成**）ためには，一般的な話でなく，相談者にそった，より具体的な情報を述べるほうがよい．

2-4　行動目標の設定

改善する課題を抽出したあとに，具体的な目標を決めます．生活習慣改善のための目標は行動目標でなければいけません．行動目標は実現性の高い，具体的な目標にすることが求められます（p. 28,「8. 目標設定」）参照．

【栄養カウンセリングにおける行動目標の設定　例】

管理栄養士の言葉	解　説
⑬「体重を半年で3～4 kgくらい減らすことを目指して，食生活を改善するのはいかがでしょうか」	結果目標を確認する．
⑭「先ほどお話したとおり，夕食を改善すると効果があると思うのですが，いかがでしょうか」	相談者の意見を尋ねる．
⑮「夕食の量を減らすと満足感がなくなると思ってらっしゃるのですね．単に量を減らすというより，今召し上がっている食事内容を野菜中心にされると，量を減らさずに，摂取エネルギーを抑えることができますよ」	相談者のセルフ・エフィカシーを低くしている問題点を取り上げ，具体的な解決法を提案・アドバイスする（**問題解決**）．
⑯「仕事でストレスがたまっているときも，お酒の量が多くなってしまうのですね．お酒を飲む以外に，ストレス発散できることはありますか」	相談者のセルフ・エフィカシーを低くしている問題点を取り上げ，話し合う（**ストレスマネジメント**）．
⑰「それでは，「ビールは1日350 mL缶1本までにする」「夕食で野菜料理を1品追加する」という目標でできそうですか」	行動目標の実現可能性を確認する．
⑱「『ビールは毎日飲む分だけ冷蔵庫で冷やしておく』といいですよ．冷えていると，つい2本目も手を伸ばしたくなるでしょう．それから，夕食の野菜料理ですが，今，お肉とお魚料理がそれぞれ1品あるので，このどちらかを野菜料理に変更したらいいと思います．おうちの方の協力は得られそうですか」	**刺激統制**，**行動置換**，**ソーシャルサポート**などを用いて，行動目標の実践に役立つアドバイスを行う．
⑲「宴会のときも自信がないんですね．お酒を勧められたときですか．・・・では，ちょっとお酒の断り方を練習してみましょうか．どうしたら上手く断れるでしょう」	ロールプレイを行い，セルフ・エフィカシーが低くなりそうな場面を想定し，対策を考える．
⑳「△△さんの同僚の方で，最近上手くダイエットされた方はいらっしゃいませんか．・・・そうそう，そういう方です．その方に，ぜひどうされたか聞いてみてください」	相談者の身近に，成功者がいないかを尋ね，その人に話を聞いたり，真似をすることを勧める（**モデリング**）．

3. 2回目以降の栄養カウンセリング：行動目標の評価と再設定の話合い

したがって，行動目標の設定は，相談者の意見を聞き，話し合って決めることが大切です．

2-5 目標宣言

行動目標が決まったら目標宣言を行います．目標宣言書は相談者自身に書いてもらうほうが，本人の意識づけができます．

行動目標の決め方
「週1回休肝日を設ける」「卵は2日に1個までにする」など，毎日行わない行動目標は，つい忘れがちになります．週数回の目標では曜日を決める，2日に1回といった目標では，偶数日か奇数日に決めると覚えやすくなります．

【栄養カウンセリングにおける目標宣言　例】

管理栄養士の言葉	解　説
㉑「では，こちらに目標を書いたあと，ここに，今日の日付とサインをしていただけますか．私のサインはその下に書きますね．あと，ご家族や同僚の方で，△△さんの目標を応援してくれる方に，サインをいただいてください」	目標宣言書（p.52参照）に記入してもらい，実行への決意を促す．
㉒「こちらが目標の記録票になります．行動目標を実践する1カ月間，目標の達成を○×でつけてください．それと，こちらに測定した体重と血圧も記録してください．記録をつけると，自分自身の振返りになり，目標の達成につながります」	セルフモニタリングのための記録票（p.53参照）を渡し，説明する．
㉓「何か心配なことなど，ご質問などありませんか．・・・それでは，次にお会いするときに，目標の実施状況をお聞きしますね．それでは，次回は・・・」	次回の栄養カウンセリングの約束をする．

3. 2回目以降の栄養カウンセリング：行動目標の評価と再設定の話合い

目標宣言を行ったあとは，その達成を確認するため2回目の栄養カウンセリングを実施します．行動目標ができているかを確認し，できていなかった場合，具体的対策をアドバイスし実行できる支援を行う．あるいは，できそうな行動目標に変更します．ある程度できている場合は，別の行動目標にする，目標のレベルを高めるなど，見直しを行います．

7章　栄養カウンセリングの実際

【栄養カウンセリングにおける行動目標の評価と再設定　例：目標ができていた場合】

管理栄養士の言葉	解　説
㉔「△△さん，こんにちは．この１カ月間いかがでしたか．・・・先日お渡しした記録票をおもちですか．１カ月間頑張ってつけられたのですね．ほとんど○がついていますね．すごいですね．つけてみていかがでしたか」	温かく迎え，記録をつけたその努力を認め，ほめる（**強化のマネジメント**）．
㉕「お酒の量も減ると，夕食の量も減り，夕食の時間も短くなって，趣味の時間が増えたのですね．それはよかったです．ほかにご家族の方は何かおっしゃっていますか」	身体の変化だけでなく，気分の変化や周りの人の変化なども，強化のマネジメントになる．
㉖「かなり目標はできていますが，何か目標を実行するのが難しいときというのはありましたか」	誘惑場面を確認し，対策を考える（**問題解決**）．
㉗「それでは，新たな目標を考えましょうか」	目標の見直しを行う．

【栄養カウンセリングにおける行動目標の評価と再設定　例：目標ができていなかった場合】

管理栄養士の言葉	解　説
㉘「△△さん，こんにちは．この１カ月間いかがでしたか．・・・先日お渡しした記録票をおもちですか．１カ月間がんばってつけられたのですね．でも，最初のほうは○がありますが，最後のほうは難しかったようですね．できなかった理由について，どうお考えですか」	目標ができていなくても，記録をつけたことについて，その努力を認める．
㉙「それは目標を始める時期が悪かったのですね．これからどうしましょうか」	目標設定など，前回の栄養カウンセリングの内容にできなかった原因がないかを考え，相談者を責めない．
㉚「この目標を続けますか．それとも，改めますか．・・・そうですね．お酒の目標は続けたほうがいいですね」	今後の意向を確認し，行動目標の設定の手順（p.42 参照）に戻る．

COLUMN　３日坊主でも大丈夫

　　セルフモニタリングが続けられない，もしくは，目標達成の○が続かない場合，相談者は「自分はもうダメだ」と思いがちです．とくに気合を入れて始めた人ほどそこで挫折してしまいます．長年かけて培ってきた生活習慣はそう簡単に変わりません．「３日坊主でも１日休んでまた３日続ければ，１週間のうち６日も実施したことになる」といった気持ちで始めるよう，アドバイスすると同時に，管理栄養士側もそのぐらい余裕をもって，支援することが大切です．

4. 行動変容の準備性に応じた栄養カウンセリング

栄養カウンセリングに来る人は，必ずしも行動変容に関心がある人ばかりではありません．したがって，まず，栄養カウンセリングの準備性を把握し，そして，行動変容の準備性に応じた対応で，準備性を高めます．

4-1　準備性の把握

準備性は質問紙で尋ねることもできますが，栄養カウンセリングの会話のなかで，把握することが可能です．準備性の把握には，開かれた質問が有効です．

管理栄養士からみると，「飲酒量が多い」「夕食での摂取カロリーが多い」という問題点を抱えた△△さんの事例を用いて，相談者の回答から準備性の把握について解説します．次の相談者の言葉は，食事を聞き取ったあとの「食生活を振り返っていかがでしたか」という開かれた質問のあとの回答です．

【開かれた質問のあとの回答例】

相談者の言葉	解　説
「いや，とくにないですね．この生活を20年近く続けていて今まで問題なかったですから．血圧が高いのは，仕事のストレスですよ．これはしばらく無理ですね」	前熟考（無関心）期 食生活に問題があると考えていない．健康や栄養に関する知識がない．知識があったとしても，食生活を変えるつもりがないため，ほかのことを原因にしている可能性もある．
「野菜が少ないですよね．摂らなければいけないと思っていても，なかなか摂る機会がなくって．あと，朝も和食だから，牛乳を飲んでないんですよ．カルシウムが足りないですよね」	熟考（関心）期 食生活に問題があると考えている．しかし，専門家の意見と一致していないところから，専門家が考える問題点（飲酒量や夕食の摂取量）に対しては，前熟考期の可能性もある．
「お酒を最近変えたんですよ．以前は，ビールばっかりだったんですけど，最近は焼酎にしました．焼酎はビールよりいいんですよね？　あと，夕食のご飯のお代わりも止めました」	準備期 食生活に問題があると考えていて，少しずつ自分なりに変えている．しかし，間違った知識で実践している場合もある．

> **COLUMN** 食行動（食習慣）に対する準備性を把握しよう
>
> 　行動変容の準備性は，何に対する準備性なのかを理解して聞き取る必要があります．たとえば，生活習慣は変えたいと思っていても，食生活には関心がないかもしれません．さらに，食生活を変えたいと思っていても，一番問題とする食習慣を変えることには関心がないかもしれません．会話のなかで，相談者は今どの習慣（行動）に対して発言しているのか，考えながら聞き取ります．最終的に把握しなければいけないのは，行動目標として取り上げる食行動（食習慣）に対する準備性です．

4-2　準備性に応じた技法

　準備性の低い相談者には，考え方を変えるような認知的技法，準備性がある程度高まった相談者に対しては，行動的技法が有効であるといわれています．

　ここに（表7-2）各準備性の特徴とそれぞれの準備性を高めるポイントを解説します（p.23～32参照）．

振返りディスカッション

● 「検査結果をご覧になってどう思われましたか」という質問に対し，予想される相談者の答えを考えてみましょう．その答えから，相談者の準備性を考えてみましょう．そして，その後，どういう言葉がけをしたらよいかを話し合ってみましょう．

4. 行動変容の準備性に応じた栄養カウンセリング

表 7-2 準備性に応じた技法 例

	相談者の準備性と特徴	管理栄養士の言葉	解説	おもな技法
前熟考期（無関心期）	罹患性の認知が低い 重大性の認知が低い	ご家族や同僚、お友だちで、血圧が原因で病院に罹っていらしゃる方はいらっしゃいませんか 高血圧は死に直結しているわけではないのですが、脳卒中や心臓病の原因です。突然死が大きな病気ですね。原因には遺伝的な要素が大きいのですが、生活習慣、とくに食習慣も高血圧の要因になっています。△△さんの今の食生活では・・・ 今のままの生活を続けたら、10年後どうなっていると思いますか。・・・ご家族の方は何かおっしゃっていますか	身近な人で似たようなことがあると、罹患性の認知が高まる。開かれた質問を用いていることで主体的に考える 知識が不足しているケースが多い。正しい知識の提供を相談者の状況にあわせて説明する	開かれた質問 認知再構成 モデリング
	不合理な信念がある	お仕事が高血圧の原因だと考えてらっしゃるようですが、どうしてそう思われたのですか。・・・そうですか。これまでも、お仕事が忙しいときは、血圧も高かったですか	ある程度、相談者に知識がある場合は、将来の姿を具体的にイメージできていない場合がある。あるべき姿と今の自分のギャップを開く。自分の論理に矛盾があることを気づかせる。決して、こちらで家族の考えに同調するだけではなく、家族などの周りの人の考えを考えさせるのも有効である 別の視点をもたせる。開かれた質問などを使い、相談者自身で自分の論理で自育があることを指摘し、「それは間違っている」とは指摘しない	
熟考期（関心期）	行動変容に対するデメリットが高く、メリットが低い	お酒を減らすことについて、お酒をしたいのですが、△△さんはお酒を減らすとどんなメリットがあると思いますか。・・・そうですか。やせるためには、お酒を減らしたほうがよいのですね・・・メリットもあるのですね。デメリットはいかがですか。・・・お酒を飲むと良いのですね、ストレス発散ができなくなるから困ると思ってらっしゃるのですね。ストレス発散はほかにできそうにないですか	熟考期にいる人は、やることをわかっている一方で、自分へのデメリットも感じていてそれが整理されていない。そこで、メリットとデメリットとして書きだして整理し、メリットとしてあがっていてデメリットではないよう、対策を考える	認知再構成 モデリング 問題解決 ストレスマネジメント ロールプレイ
	セルフ・エフィカシー（自信）が低い	一緒にお酒を飲みに行かれる同僚の方に、ちょっと協力してもらうことはできないでしょうか、△△さんの周りで、上手に断ってらっしゃる方はいらっしゃいませんか、その方の方法をお借りして、ちょっと断り方の練習をしてみましょう	セルフ・エフィカシーが低い場面を把握したあと、その対策について話し合う。ソーシャルサポートやセルフ・エフィカシーが高い周囲の人の協力を得るためのアドバイスはセルフ・エフィカシーを高める。また、過去の経験をつくるためのロールプレイを行うことから、その経験をつくるためのロールプレイを行うことも有効である	ソーシャルサポート
準備期	具体的な実践方法を知らない	△△さんがつい飲みすぎてしまうのは、宴会のとき、仕事から疲れて帰ったときのようですね。宴会のときは、先ほど練習した断り方以外に、飲みすぎないポイントとして、よく飲む方の横に座らないというのもあります。あと、おうちでは、今日飲むだけのビールを冷蔵庫で冷やしておくとお勧めします	行動分析を活用し、どういうきっかけでその問題行動が起こるのか、刺激と反応の関係を念頭において対策を取る。そのうえで、具体的でかつ実践的なアドバイスを提案する	行動分析 刺激統制 行動置換
	決心を固める	では、こちらに目標を書いたあと、ここに、今日の日付とサインをしていただけませんか。・・・これは目標の記録です。今日飲んだ分だけの目標を行う1ヵ月間、目標の達成をこの用紙に、○×で記録してください	ダラダラと始めるより、「これから始めるんだ」と決心したほうが、目標を実施する確率も高くなり、成功率も高まる。また、セルフモニタリングは自己の振返りにつながり、習慣化に役立つ	目標設定 目標宣言 セルフモニタリング
実行期	セルフ・エフィカシーが低くなる場面がある 行動変容の成果を実感しにくい	目標を実行してみて、難しい場面などありましたか。そのときはどうやって乗り越えたのですか 目標を実行してみて、何か変化を感じていますか。まだ、血圧や体重は大きく変わっていないようですが、気分的なことや、ご家族の反応など、何でも構いません	実際に目標を実行してみて、できなくなりそうな場面があったときはその対策を考える 「やってよかった」と実感するほど、行動は維持に向かう。身体的な変化はすぐに現れにくいので、気持ちや周囲の変化があったかを尋ね、「やってよかった」と感じることを考えさせる	問題解決 強化のマネジメント

7章 栄養カウンセリングの実際

> **演習　準備性に応じた栄養カウンセリング**
>
> ① 3人1組になります．
>
> ② 3つの事例について，管理栄養士，相談者，観察者，すべての役があたるように役を決めます．
>
> ③ 各事例で，相談者にあたった人は，相談者情報（p. 49～51参照）を読みます．名前も含め，書かれていない内容は自分で考えます．自分で考えた内容は，カウンセリングの前に管理栄養士役の人には話さないでください．
>
> ④ 各事例で，管理栄養士役にあたった人は，管理栄養士役に書かれている内容を読み，栄養カウンセリングの準備を整えます．
>
> ⑤ 観察者は，タイムキーパーになり，2人の会話を観察します（1事例約20分）．
>
> ⑥ 1つの事例が終わったら，観察者の人が進行役になり，「振返りディスカッション」を行います．

> **COLUMN　無理に栄養カウンセリングを進める**
>
> 　行動変容に関心がまったくない相談者に対して，無理やり働きかけると，さらに抵抗を強めてしまうことがあります．その場合，緊急性があるとき以外は，無理にカウンセリングを進める必要がありません．しかし，専門家として最低限の情報は提供し，困ったときはいつでも相談できるよう，連絡先を伝える必要はあります．また，無関心の相談者には，「ほかに何か心配ごとや困っていることはありませんか」と質問するとよいといわれています．自分自身の生活を振り返るきっかけになり，かつ管理栄養士が自分のことを考えてくれていると感じるので，信頼関係の築きにつながります．

4. 行動変容の準備性に応じた栄養カウンセリング

事例 1

相談者役の A さんになりきって，栄養カウンセリングを受けてください．以下に書かれたこと以外に，必要な情報があれば相談者役が自分で考えてください．

相談者役 A さん（相談者情報）
男性（48 歳）会社員　役職あり　170 cm　80 kg　BMI 27.7 kg/m²　高血圧　脂質異常症

> 学生時代，サッカーをやっていて，健康には運動しかないと思っている．しかし，今はまったく運動をしていない．一方，つきあいでの飲酒，外食が多い．家族は，妻，息子 2 人（中学生，高校生）．
> 「やせるには運動ですよ．食事を変えてもムダムダ．食生活を変えても，簡単にやせないし，ストレスがたまるだけですよ」

管理栄養士役
A さんははじめて栄養カウンセリングを受けます．あいさつから始め，A さんの食生活を聞き取りましょう．

【振返りディスカッション】
- A さんの行動変容の準備性はどの段階でしたか．
- カウンセリングおよび行動変容の技法が使われていましたか．それらはどんな技法でしたか．
- 「食生活も，変えなきゃいけないですね」という言葉が A さんから出るようなカウンセリングでしたか．
- A さんが食生活を改善する重要性に気づき，自分の意思で食生活を変える気にさせるためには，どういうカウンセリングが必要でしょうか．

事例2

相談者役のBさんになりきって，栄養カウンセリングを受けてください．以下に書かれたこと以外に，必要な情報があれば相談者役が自分で考えてください．

相談者役Bさん（相談者情報）

女性（55歳）主婦　パート勤務　158 cm　68 kg　BMI 27.2 kg/m²　境界型糖尿病

> 出産前はやせていたが，徐々に太り，一番やせていた時期より，10 kg以上体重が増えている．最近パート勤務を始め，パート仲間と甘いものを食べる機会が増えた．運動はしていない．家族は，夫，娘2人（高校生，大学生）．「食生活を変えれば，やせることはわかっているんですけど・・・．職場ではおやつも出るし，家では子どもたちがあまり食べなくなったので，残すのがもったいないと思い，つい食事も食べすぎてしまうんですよね」

管理栄養士役

Bさんははじめて栄養カウンセリングを受けます．あいさつから始め，食生活の聞き取り，問題点を一緒に考え，具体的目標を設定しましょう．

【振返りディスカッション】

- Bさんの行動変容の準備性はどの段階でしたか．
- カウンセリングおよび行動変容の技法が使われていましたか．それらはどんな技法でしたか．
- 「それだったらできそう」という言葉がBさんから出るようなカウンセリングでしたか．
- Bさんが自信をもって行動目標に取り組むためには，どういうカウンセリングが必要でしょうか．

事例 3

相談者役の C さんになりきって，栄養カウンセリングを受けてください．以下に書かれたこと以外に，必要な情報があれば相談者役が自分で考えてください．

相談者役 C さん（相談者情報）

男性（58歳）自営業　164 cm　79 kg　BMI 29.4 kg/m^2　肥満

> 3 カ月前に指導を受け，お酒の量を減らし，食事内容も副菜を増やした．また，1 カ月前から，自主的に歩くようになり，81 kg あった体重も最近はようやく 70 kg 台になった．
> 「自営業だから，ふだんは家で食事をすることが多いんで，食事は妻の協力で楽に変えることができました．でも週末がねぇー．趣味の集まりでついついそのあと，飲みに出てしまうんですよね．そう思って，最近歩き始めたんですが・・・思ったより体重は減らないですね」

管理栄養士役

C さんにとって，これは 2 回目の栄養カウンセリングです．初回の栄養カウンセリングでは，お酒を減らし，副菜を増やすという行動目標を設定しました．行動目標の達成を尋ねるところから始めてください．

【振返りディスカッション】

- C さんの行動変容の準備性はどの段階でしたか．
- カウンセリングおよび行動変容の技法が使われていましたか．それらはどんな技法でしたか．
- C さんが「これからも生活改善に努めよう」と思って帰っていただける，カウンセリングでしたか．
- 行動目標を「習慣化」させるためには，どういうカウンセリングが必要でしょうか．

目標宣言書

私は，☐年☐月☐日より，以下の目標を実行することを宣言します．

目標❶
目標❷
目標❸

☐年☐月☐日　氏名　　　　　　　
支援者氏名　　　　　　　
支援者氏名

目標実行記録票

実行開始からの日数	1	2	3	4	5	6	7	8	9	10	11	12	13	14	15	16	17	18	19	20	21	22	23	24	25	26	27	28	29	30	31	総日数（ ）日
月　日	/	/	/	/	/	/	/	/	/	/	/	/	/	/	/	/	/	/	/	/	/	/	/	/	/	/	/	/	/	/	/	達成日数
曜　日																																
あなたの目標 ❶																																日
あなたの目標 ❷																																日
あなたの目標 ❸																																日
（　　　　　）グラフ 体重や歩数計など数値を折れ線グラフにして書きいれましょう																																
感想・反省点など 目標を実行してみて，気づいたことや感じたこと，反省点などを書き入れましょう																																

4. 行動変容の準備性に応じた栄養カウンセリング

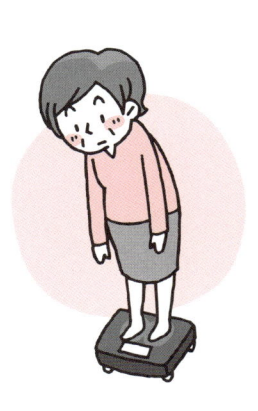

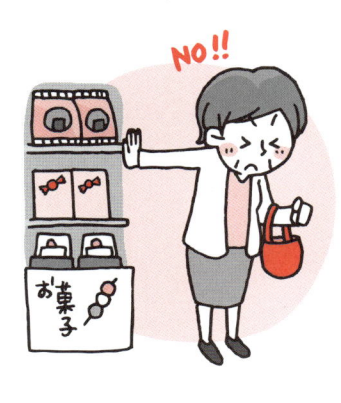

III 栄養カウンセリングの実践編
＜応用＞

8章

ライフステージ別栄養カウンセリング

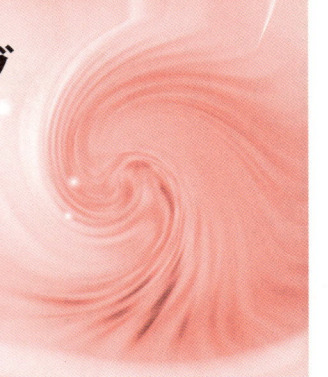

8章のねらい

- □ ライフステージ別の事例から，カウンセリング計画を立てる．
- □ 栄養カウンセリングの基本的技法をライフステージ別に応用できる．
- □ ロールプレイの実施や観察を通じて，カウンセリング技法を向上させる．

1. ライフステージ別の栄養カウンセリングの特徴

栄養カウンセリングの
おもな目的，場所，機会
p.5, 表1-3を参照.

栄養カウンセリングを行うにあたって，相談者のライフステージを理解することは欠かせません．ライフステージは，妊娠・授乳期，乳児期，幼児期，学童期，思春期・青年期，成人期，高齢期に分かれます．人生における心身の成長・変化に加え，生活環境およびライフスタイルの変化によって，各ライフステージの特徴が異なります．個別カウンセリングが多い栄養カウンセリングでは，必ずしも目の前にいる相談者にあてはまることばかりではないかもしれませんが，ライフステージの特徴（表8-1）を理解しておくと，栄養カウンセリングに役立ちます．

1. ライフステージ別の栄養カウンセリングの特徴

表8-1 ライフステージの特徴と栄養カウンセリングのポイント

ライフステージ	年齢*	心身	ライフスタイル	おもな栄養カウンセリングの対象	栄養カウンセリングのポイント
妊娠期・授乳期	16～50歳	ホルモンバランスの変化から，感情の起伏が激しくなったり，疲れやすくなったりする。体重が増え，体型が変化する	仕事の有無によって，状況は異なる。働く妊婦・授乳婦に関しては，職場の支援体制の影響を受ける	本人	心身の変化や出産・授乳などの不安がある。核家族が増え，身近なところで相談・支援できる環境にないケースも多い。母親としての意識の高まりから，食生活に関心をもち始める時期であるため，栄養カウンセリングに対する期待も比較的高い
乳児期	1歳未満	心身ともに，1年の間に急激に変化する	乳のみの食生活から，離乳食が始まる。生活リズムが徐々に完成する	保護者（おもに母親）	メディアなどの偏った情報により，間違った知識で不安を抱えることもある。本人を否定することなく，話を聞き，正しい情報を提供する
幼児期	1～6歳	身体発育の著しい時期である。運動機能，精神機能の発達も著しい。2～3歳頃に第一反抗期がみられる	保育所・幼稚園に通っているかで，ライフスタイルは大きく異なる	保護者	医療機関に通院している園児では，医療機関での指導の情報を把握する。担任，養護教諭などと情報を共有し連携して行う
学童期	6～12歳	一定の割合で心身の発育発達がみられる。高学年では第二次性徴が始まる	昼食以外の食事は，保護者により管理されることが多い。ただし，高学年に入ると塾通いの子どもも増え，不規則な食事時間や買い食いなどの問題も出てくる	保護者あるいは親子	医療機関での指導の情報を把握し，学級担任，養護教諭などと情報を共有し連携して行う。幼稚園と違い，大半が給食であるため，除去食などによる仲間外れなどが起こらないよう，児童への配慮が必要
思春期・青年期	10～19歳	第二次性徴による精神的不安定さから，女子では痩身傾向が目立つ。男子では成人に向けて心身の発育発達がまだみられる	中学・高校生の間は規則的な生活を送るが，買い食いや友人との外食の機会が増える。大学生では，アルバイトなどにより生活時間が不規則になりやすい	本人，保護者あるいは親子	反抗的な態度をとる年代であることから，保護者へ連絡する場合も，まず本人に話してからのほうがよい。痩身傾向の生徒での栄養カウンセリングにおいて，摂食障害の疑いがある場合は，校医や養護教諭などに相談する
成人期	20～64歳	心身ともに成熟し，徐々に代謝機能や体力・筋力なども減退してくる。女性では50歳前後で更年期を迎える	勤労状況によってライフスタイルは大きく異なる。就職，結婚などのライフイベントも多く，ライフスタイルもそれらを機会に変わる	本人，配偶者同伴，あるいは配偶者	1人暮らしや単身赴任などソーシャルサポートが少ないケースでは，食品選択や調理技術などの教育的カウンセリングも重要である。勤労者においては，社会的にも重要な時期であることも考慮して行う
高齢期	65歳～	加齢に伴う代謝能力や筋力の低下がみられる。認知能力の低下も徐々に現れる	退職，疾病の罹患，死別などのライフイベントが，ライフスタイルに影響する	本人，家族（介護者）同伴，あるいは家族（介護者）	健康課題や健康状態の個人差が大きい。自立して生活ができる相談者では，成人期を対象とする場合に近いカウンセリングができるが，介護が必要な相談者では，家族など介護者を対象としたカウンセリングになる。介護者の負担軽減も，カウンセリングで取り上げられることが多い。配食サービス利用なども含めた支援が必要になる

＊年齢はおよその年齢である．とくに，妊娠期，授乳期および思春期・青年期は明確な年齢の定義がない．

8章　ライフステージ別栄養カウンセリング

> **演習　ライフステージ別栄養カウンセリング**
>
> 　ここでは，さまざまなライフステージの相談者へのカウンセリングについて，グループに分かれて演習します．事例はいずれもフィクション（架空）ですが，妊娠期，乳児期（授乳期），幼児期，学童期，思春期，成人期，高齢期の各ライフステージの13人の相談者は，いずれもリアルな生活感を漂わせています．みなさんも実際にカウンセリングを実施する場の管理栄養士・栄養教諭になったつもりで，カウンセリング計画を立てましょう．
> 　毎回の演習で，自分の役割や行った内容，反省や気づき，他のグループの発表やロールプレイに関する感想を実習レポートに書きましょう．自分が行った発表やロールプレイの振返り，他の人のロールプレイへの注意深い観察は，カウンセリングを行うためのスキル向上につながります．
>
> **【演習の準備】**
> 1. 各グループで下表から1つずつ担当する事例（paper client）を決めます．
>   →事例番号　　　　
>
> | 事例 | ライフステージ | 対象者 | 栄養教育の場 | 課題 |
> |---|---|---|---|---|
> | 1 | 妊娠期 | 一之瀬　美姫さん
妊娠7カ月の女性 | 病院（栄養指導・外来） | 自身の体重増加不良 |
> | 2 | 乳児期
（授乳期） | 二宮　若葉さん
生後8カ月女児の母親 | 保育所（個別的な相談指導） | 子どもの離乳の進め方 |
> | 3 | 幼児期 | 三田　沙也香さん
3歳男児の母親 | 保健センター（3歳児健診） | 子どもの小食・偏食 |
> | 4 | 学童期 | 四谷　真紀さん
小学校1年生男児の母親 | 学校（個別的な相談指導） | 子どもの食物アレルギー |
> | 5 | 思春期 | 五木　健太くん
中学校2年生の男子生徒 | 学校（個別的な相談指導） | スポーツ活動と食事 |
> | 6 | 成人期 | 六本木　明彦さん
42歳男性 | 職場（特定保健指導） | メタボリックシンドロームの予防 |
> | 7 | 成人期 | 七里　遥さん
50歳女性 | 保健センター（特定保健指導） | 減量 |
> | 8 | 成人期 | 八橋　綾乃さん
31歳女性 | 病院（栄養指導・外来） | 潰瘍性大腸炎の食事 |
> | 9 | 成人期 | 九重　真さん
56歳男性 | 病院（栄養指導・外来） | 耐糖能異常，高血圧，狭心症 |
> | 10 | 成人期 | 十坂　義雄さん
50歳代男性・がん患者 | 病院（栄養指導・入院） | 職場復帰後の食事 |
> | 11 | 高齢期 | 重市　嘉子さん
夫（85歳）の食事づくりをしている妻（77歳） | 保健センター
（介護教室における個別栄養相談） | 夫の低栄養・介護予防 |
> | 12 | 高齢期 | 十二所　トシ子さん
79歳女性 | 保健福祉センター
（介護予防のための栄養相談） | 低栄養 |
> | 13 | 高齢期 | 十三　秋絵さん
69歳の女性 | 保健センター（特定保健指導） | メタボリックシンドローム |
>
> 2. 次に，グループワークのリーダー（進行役），記録者，ロールプレイ（管理栄養士役1名，相談者役1名，家族を含む場合2名）を決めます．
>   　グループワークに入る前に，次の事例「青年期・レイコさん」をもとに，グループワークの進め方とシートの記入例を確認してください．

1. ライフステージ別の栄養カウンセリングの特徴

事例　レイコさん（青年期の女性）　一人暮らし半年目の大学1年生

カウンセリングの場：大学の保健管理センター（栄養相談日）
実施者：管理栄養士（大学と契約）

　レイコさんは，A大学経済学部の1年生です．4月から学生用マンションで一人暮らしを始めました．入居時に母親と一緒に調理器具と食器を買いに行き，「狭いけれどキッチンがあるのだから，なるべく料理は自分でつくろう」と決心しました．しかし大学生活が始まると，朝は「何を着ていこうかな」と迷うところから始まり，化粧や髪型を整えるのにも時間がかかり，朝食を食べる時間がありません．昼までに小さなお菓子を食べ，昼食は学食で麺類を食べるか，サンドイッチを食べるかのどちらかです．夕方からテニスサークルに行き，帰宅すると8時すぎ．疲れて食事をつくる気にもなれず，テレビを見ながら冷凍のピラフなどで簡単に夕食を済ませます．最初の頃は，近所のスーパーマーケットで生鮮食品を買うこともありましたが使い切れずに腐らせてしまったので，今はレトルトやカップ麺，冷凍食品，お菓子，飲み物など，ストック可能なものをまとめ買いしています．果物は高いので買いませんが，体によいヨーグルトや野菜ジュース，グラノーラは買っています．

　入学時よりも体重が3 kg減りましたが，むしろ体が細いほうが流行の洋服を着るのに好都合なので，「無理せずダイエットできた！」と喜んでいます．毎月の仕送りのなかで食費は月2万円までと決めており，たまには友人とおしゃれなカフェめぐりもしたいので，学食の定食（390円）は食べません．また，サークルでのユニフォーム購入や試合に行くための交通費，美容院代や洋服代などの支出がある月には，食費をさらに切り詰めます．最近，テニスをしているときに，めまいや息切れを感じるようになりましたが，「今年の夏は暑かったせいかな」と思っています．

【演習の手順】（実習時間が短い場合は，次ページ以降の6と7を省略する）
1. 担当事例を読み，相談者の背景や気持ちを本人になったつもりで理解しましょう（対象理解）．
2. 相談者の行動や生活習慣で，どこに問題点があるかを考えましょう（課題抽出）．
3. 相談者の目標とする行動は何かを考えましょう（目標とする行動の確認）．
4. 目標とする行動について，相談者は行動を変えるつもりがどの程度あるか，すなわち，相談者の行動変容の準備性を行動変容ステージで考えてみましょう（準備性の確認）．
5. 相談者の行動変容の準備性に応じた，行動変容技法やアドバイスを考えましょう．緊急性や実行可能性を考えながら優先順位もつけましょう．

1～5について，「ライフステージ別事例整理シート」（p.62参照）に記入します．

8章 ライフステージ別栄養カウンセリング

ライフステージ別　事例整理シート　　　レイコさん（青年期）

【シート記入例】

項　目	中項目	内　容
1. 背景	食環境	台所があり，調理器具や食器がそろっている． 近所で食料品が買える．大学に学食がある．
	ソーシャルサポート	母親との連絡が途絶えている． 健康や食事についてアドバイスをする人が周囲にいない．
	相談者の気持ち	食費はできるだけ切り詰めたい．やせたことは，喜ばしいことだ． 体調が悪いが，食生活に原因があるとは思っていない．
2. 健康・栄養上の課題	健康面 栄養面	運動中のめまいや息切れは，貧血の症状である可能性がある． 朝食抜き，昼食や夕食内容から，エネルギー，栄養素（たんぱく質，鉄など），食物繊維が不足している可能性がある．
3. 目標とする行動	誰の どのような行動か	レイコさん 自炊をする
4. 行動変容の準備性（行動変容ステージ）	行動変容ステージ 定義 行動の状態 このステージを選んだ理由	（　関心〔熟考〕　）期 「今後6カ月以内に行動を実行する意思があるステージ」 ○行動変容前　・　行動変容後 食事が大事という母親の意見を理解し，調理器具や食器をそろえ，材料も購入して自炊を試みた（準備期まで行った）が，生鮮食品を腐らせる，朝は時間が足りないなどの理由でうまく行かなかった．行動を変える必要性や利益はある程度理解しているが，健康への悪影響（デメリット）への認識が弱い．
5. 行動変容技法とアドバイス	意思決定バランス	意思決定バランスシートに「自炊をする」ことによるメリットとデメリットを話し合いながら書き出し，行動を始めるかどうかの意思決定に用いる． メリットの例：① 栄養のバランスがよくなる 　　　　　　　　→体調がよくなる → テニスが楽しくできる → 上達を期待 →午前中から快調→ 授業に集中できる → 成績向上を期待 →肌や髪が美しくなる（お通じもよくなる） 　　　　　　　② 経済的 → 決まった食費内でやりくりできる 　　　　　　　③ 料理が上手になる → 自分の魅力アップにつながる デメリットの例：① 買い物，調理，あと片づけ，ゴミ出しに時間がかかる 　　　　　　　② 料理のレパートリーが少ないと同じような食事が続く 　　　　　　　③ 材料を腐らせるとかえって不経済になる
	スモールステップ	「朝食・昼食は買ったものを食べて，夕食だけ自炊する」というように，徐々にできることから始める．成功体験の積上げにより，自己効力感を高める．
	モデリング	上手に自炊をしている学生の体験談を紹介する．
	ソーシャルサポート	自炊初心者向けのパンフレット（簡単料理法，食品の保存法，常備菜のつくり方）を渡す．体調や自炊のことで困ったら，大学の保健室に相談に来るように伝える．

6. グループワークの結果（整理シート）をパワーポイントにまとめ，発表者が全員の前で発表を行い，他のグループや教員から，質問や意見を聞きます．
① 相談者（対象）の背景と気持ち
② 健康・栄養上の課題
③ 相談者の目標とする行動
④ 行動変容の準備性（行動変容ステージ）
⑤ ①〜④を考慮した有効な行動変容技法，アドバイス

【まとめ方の例】　5〜6枚，発表時間；約10分，討論；約5分

○○さんへの支援 ○班　発表者○○	1　○○さんの背景と気持ち	2　健康・栄養上の課題
3　相談者の目標とする行動	4　行動変容の準備性 （行動変容ステージ）	5　行動変容技法， アドバイス

7. 発表に対して出された意見や質問を元に必要な修正を行い，カウンセリングの内容を考え，シナリオを作成します．
8. 役割を決めて，クラス全員の前でロールプレイを行います．
① グループで役割を決める：管理栄養士役，相談者役，記録者（残りの班員）
② 教室・実習室で設定した場面（例：大学の保健室，病院の栄養指導室など）に，管理栄養士役，相談者役が着席する．
③ 記録者は，双方の様子がみえ，声が聴き取れる場所に座る．
④ 発表グループ以外の他のグループの人たちは，全員が観察者となる〔振返りシート（p.63）に記入する〕．
⑤ グループで用意したシナリオ（または整理ノート）にそって，ロールプレイをする．
⑥ ロールプレイ後に，相談者役が管理栄養士役の態度やアドバイス内容に対する感想を述べる．
⑦ 次に，管理栄養士役がカウンセリング中に感じたことを述べる．
⑧ 記録者が，管理栄養士役の態度，アドバイス内容などへの感想を述べる．
⑨ 観察者が，感想，気づきなどを述べる．
⑩ 最後に，教員が全体をまとめる．

COLUMN　栄養カウンセリングの準備で気をつけること

・健康・栄養課題には，正しい栄養の知識と確かな情報源を元に対処しましょう．
・栄養カウンセリングの場や対象（相談者の年齢，職業，理解度など）を考慮した話の内容，行動目標，言葉遣いをしましょう．
・行動目標が実行されるためには，誰（健康・栄養課題を有する本人，家族，両方）を対象としたカウンセリングが有効かを，考えてみましょう．
・行動変容の準備性と行動変容ステージにあった行動変容技法を用いましょう．
・必要に応じて，フードモデルやリーフレットなどの教材を活用しましょう．

8章 ライフステージ別栄養カウンセリング

【ライフステージ別　事例整理シート】グループ〔　　〕事例番号・相談者の氏名〔　　・　　〕

グループワーク役割	リーダー（進行役）〔　　　　〕，記録者〔　　　　〕，発表者〔　　　　〕
ロールプレイ役割	管理栄養士（栄養教諭）役〔　　　　〕，相談者役〔　　〕〔　　〕 記録者：ロールプレイを行わない班員

項　目	中項目	内　容
1. 背景	食環境	
	ソーシャルサポート	
	相談者の気持ち	
2. 健康・栄養上の課題	健康面	
	栄養面	
3. 目標とする行動	誰のどのような行動か	
4. 行動変容の準備性（行動変容ステージ）	行動変容ステージ	（　　　　　　）期
	定義	
	行動の状態	行動変容前　・　行動変容後
	このステージを選んだ理由	
5. 行動変容技法とアドバイス		

【ライフステージ別　振返りシート　ロールプレイ】

ロールプレイを観察し，次の振返りシートに記入しましょう．自分が管理栄養士役，相談者役になったときは，自己評価と感想・気づきを記入しましょう．

発表グループ	チェック（管理栄養士の態度に対して）	感想・気づき
グループ（　　） 管理栄養士役 （　　　　　） 相談者役 （　　　　　）	□あいさつをしているか □いすを勧めているか □にこやかにしているか □職種も含め，自己紹介しているか □相手の名前を確認し，話のなかでその名前を使っているか □いきなり本題（話）に入っていないか □ゆっくりとわかりやすい言葉で話しているか □相談者のいうことをよく聴いているか（傾聴） □相談者に共感しているか □相談者を励ましているか □相談者の努力をほめているか □相談者の疑問に答えているか □相談者と一緒に目標とする行動を考えているか □行動変容ステージに合ったアドバイスであるか	
グループ（　　） 管理栄養士役 （　　　　　） 相談者役 （　　　　　）	□あいさつをしているか □いすを勧めているか □にこやかにしているか □職種も含め，自己紹介しているか □相手の名前を確認し，話のなかでその名前を使っているか □いきなり本題（話）に入っていないか □ゆっくりとわかりやすい言葉で話しているか □相談者のいうことをよく聴いているか（傾聴） □相談者に共感しているか □相談者を励ましているか □相談者の努力をほめているか □相談者の疑問に答えているか □相談者と一緒に目標とする行動を考えているか □行動変容ステージに合ったアドバイスであるか	
グループ（　　） 管理栄養士役 （　　　　　） 相談者役 （　　　　　）	□あいさつをしているか □いすを勧めているか □にこやかにしているか □職種も含め，自己紹介しているか □相手の名前を確認し，話のなかでその名前を使っているか □いきなり本題（話）に入っていないか □ゆっくりとわかりやすい言葉で話しているか □相談者のいうことをよく聴いているか（傾聴） □相談者に共感しているか □相談者を励ましているか □相談者の努力をほめているか □相談者の疑問に答えているか □相談者と一緒に目標とする行動を考えているか □行動変容ステージに合ったアドバイスであるか	

＊枚数が足りない場合は，適宜コピーをしてください．
　できているときに☑をいれましょう．

事例1　妊娠期

一之瀬　美姫さん，妊娠7カ月の女性　【課題】自身の体重増加不良

カウンセリングの場：病院の栄養相談室（外来受診日）
実施者：管理栄養士（病院所属）

　一之瀬さんは，結婚2年目で待望の第一子を妊娠し，現在妊娠7カ月です．結婚前は銀行で働いていましたが，夫の勤務場所と離れていたために結婚を機に退職しました．大学時代には，ミス○○大学に選ばれたこともあり，容姿には密かに自信をもっています．

　妊娠したことがわかってから，近所に住む夫の両親が，「赤ちゃんのためにも，しっかり食べてね」と，果物やクッキーなど何かと食べものをもってきてくれるのですが，あまり食べる気持ちにはなれません．つわりの時期が終わり食欲はあるのですが，マタニティ雑誌や週刊誌などのモデルや芸能人の美しくておしゃれな写真などで「出産○○日後でこのスタイルに元どおり！」といった記事を目にするたび，「私も産んだら，またすぐに元の体型に戻さなくっちゃ」と思います．最近では，急に体重が増えすぎていないか，1日に何度も体重計に乗って確かめたり，エネルギーを気にしながら野菜をたっぷり食べたり，運動も大事だからとマタニティヨガにも通い始めました．

　6カ月目の検診では，医師に「妊娠前からやせておられましたが（やせの判定基準は，BMI 18.5 kg/m² 未満），妊娠後も体重が3 kgしか増えていませんね．お子さんも少し小さいです．食事が食べにくいようでしたら管理栄養士の指導を受けてください」といわれましたが，「いいえ，ちゃんと食べています．大丈夫です」と指導を受けずに帰りました．一之瀬さんは，「体重はさほど増えていないけれど，ちゃんとお腹はせり出してきているし，赤ちゃんも小さくても元気に育っているんだから大丈夫」，「それに，小さく産んで大きく育てろって昔からいうもの．きっと安産よ」と気楽に考えています．

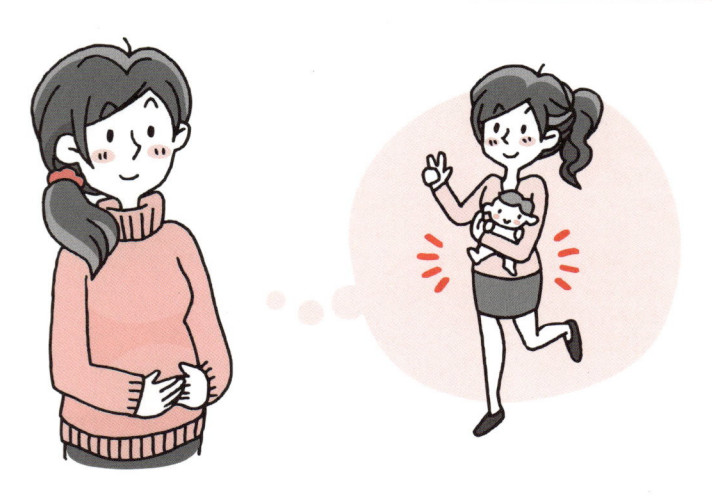

事例2　乳児期

二宮　若葉さん，生後8カ月女児の母親　【課題】子どもの離乳の進め方

カウンセリングの場：保育所（相談室）　　　実施者：管理栄養士（保育所）

　二宮さんは，会社員の夫と生後8カ月の長女，陽菜ちゃんの3人家族です．陽菜ちゃんの祖父母の家は遠いので，育児休暇が終わるとすぐに保育所に預け始めました．陽菜ちゃんが7カ月のときでした．夫は育児に協力的で，「登園はパパ」「お迎えはママ」と決めています．二宮さんは，離乳食開始後1カ月の陽菜ちゃんが保育園の食事を食べてくれるのか心配でしたが，陽菜ちゃんは園で出された離乳食は何でも機嫌よく食べている様子です．連絡帳には毎日のように，「今日は，○○と△△を全部食べました」と書かれており，二宮さんはほっとしています．

　入園後3週間が経ち，陽菜ちゃんは8カ月になりました．園の1回食の量や形状では物足りない様子で，「もっと食べたい」というしぐさを見せているそうです．園の保育士，看護師，管理栄養士が相談した結果，陽菜ちゃんの舌の動きや発育から「離乳食を2回食に進めてはどうか」というアドバイスがありました．ただし，陽菜ちゃんの園では食物アレルギー対策のために，「園児がはじめて口にする食品は先に家庭で食べさせて様子をみること」という決まりがあります．二宮さんは，陽菜ちゃんの担任の保育士から，「園の2回食の食品リスト（赤身の魚など）」を渡され，「家で順番にリストの食品を試してくださいね」といわれました．しかし，二宮さんは復職したばかりで気持ちの余裕がなく，離乳食の完了は1歳半ごろと聞いているので，もう少しゆっくり進めたいのです．「陽菜ちゃんが食べたがっている今がチャンスですよ」と保育士さんにいわれるのですが，「ええ，そうですね」と応えるものの2回食に進める決意がつかず，渡された食品リストを眺めてはため息をつく日々が続いています．

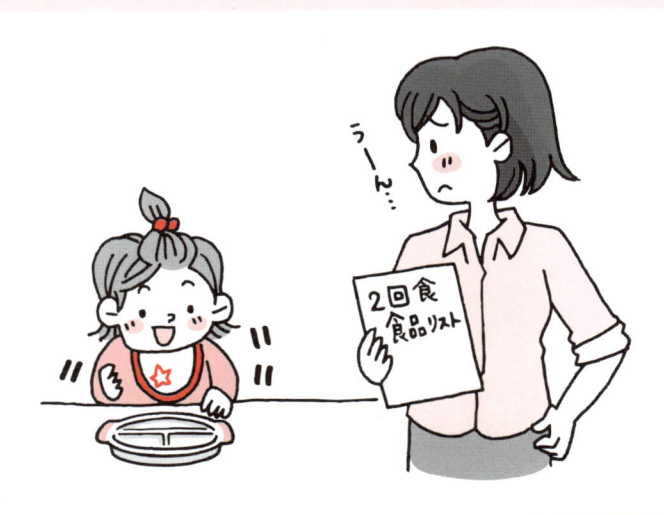

事例3　幼児期

三田　沙也香さん，3歳男児の母親　【課題】子どもの小食・偏食
カウンセリングの場：市保健センターの3歳児健診会場（栄養相談コーナー）
実施者：市の管理栄養士

　三田さんには，小学1年生と3歳の2人の男の子がいます．何でもよく食べクラスで一番背が高いお兄ちゃんに比べて，弟の晃成君は好き嫌いが多く，とくに野菜と魚はほとんど食べません．カレーやグラタンをつくっても，たまねぎなどの野菜を1つ1つ皿の隅によけて全部なくなってから食べ始めるという念の入れようです．また，回転寿司は好きなのに，焼き魚や煮魚は「くさい」といって一切口にしません．ごはんも時間をかけて噛むのが苦手なのか，30分経ってもお茶碗の半分も食べ終わりません．三田さんはそんな晃成君の食事の様子をみるたびにイラっとして，「どうしてそんなにわがままなの」「さっさと食べなさい」と，食事のたびに叱ってしまいます．

　市の3歳児健診に晃成君を連れて行きました．保健師さんからは，「身長や体重の伸びが少ないようですね」といわれ，管理栄養士さんからは，「ひと口でも苦手なものを食べたらほめてあげてくださいね．残さず食べるのはその先の目標でいいですよ．それから食事内容が大人向きのようなので，晃成君にあった幼児食をつくられてはいかがでしょう」とレシピを渡されました．

　三田さんは，お兄ちゃんは離乳食のときから何でもよく食べ，特別に幼児食をつくらなくても，すぐに大人の食事に慣れたことを思い出し，「どうして晃成はこんなに手がかかるのかしら」と憂鬱になりました．夫は「神経質にならなくても来年から幼稚園だろ？そのうち自然と食べるようになるさ」と楽観的です．三田さんは，「幼児食をつくってみようかな」という気持ちと，「家族と別メニューは面倒だし，つくっても晃成は残すかもしれない」という気持ちの間で揺れています．

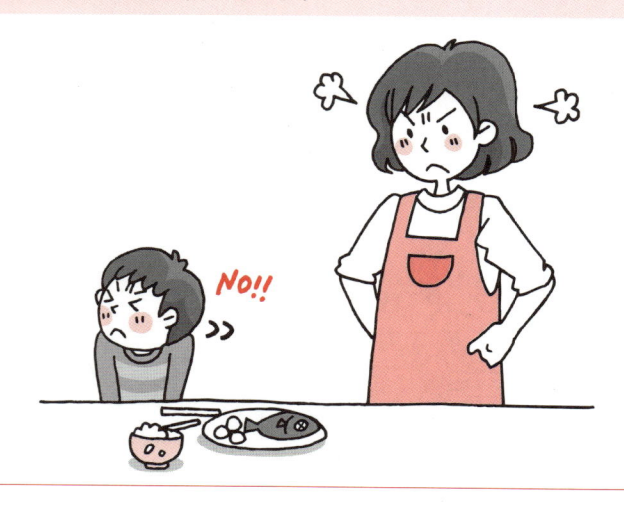

事例4　学童期

四谷　真紀さん，小学校1年生，男児の母親　【課題】子どもの食物アレルギー
　カウンセリングの場：小学校の保健室（個別的な相談指導として実施）
　　　実施者：小学校の栄養教諭

　四谷さんは，夫と小学1年生の息子の翔太君の3人家族です．翔太君には乳児期から鶏卵を抗原とする食物アレルギーがあり，少しでも食べると発疹，ぜんそくなどの症状が出ます．四谷さんは翔太君の離乳食が始まってからずっと，主治医の指示や病院の管理栄養士の指導を受けながら鶏卵の除去食をつくり続けてきました．その甲斐あって，翔太君の検査値は徐々に良くなってきています．

　小学校入学時，翔太君の給食について教頭，学級担任，養護教諭，栄養教諭の先生と5者での面談がありました．四谷さんは，まだ除去が解除されていないので，使用する卵の量にかかわらず，すべての料理から卵を抜いたものを出してほしいと，医師の診断書を添えて学校側にお願いし了承されました．

　しかし，学校給食が始まって1カ月が経ったころ，翔太君が「クラスで1人だけ違う給食を食べるのは嫌だ」と言いだしました．担任の先生や四谷さんがよく話を聞いてみると，翔太君は，給食のときにクラスの友だちと一緒に，お代わりのじゃんけんをしたいと思っていることがわかりました．

　翔太君の主治医からは，検査結果から除去食の継続を指示されています．それは最初に口にするのは学校給食ではなく，病院の診察時に加熱した黄身，白身，半熟というように，徐々に抗原性の強い状態のものをテストしては家で食べて慣らす，という方法です．これまで完璧に翔太君の鶏卵アレルギーに対応してきた四谷さんですが，翔太君の気持ちもわかるので，「少しくらいなら食べてもいいよ」といってあげるべきか，迷い始めています．

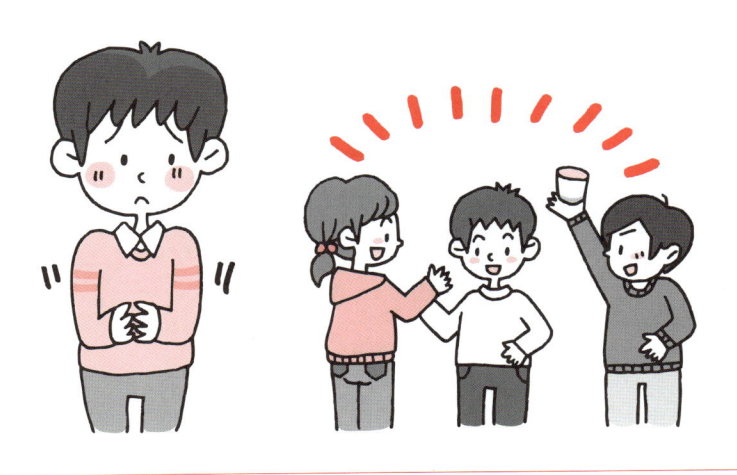

8章 ライフステージ別栄養カウンセリング

事例5　思春期

五木　健太君，サッカー部の中学校2年生　【課題】スポーツ活動と食事

カウンセリングの場：中学校の保健室（個別的な相談指導として実施）
実施者：中学校の栄養教諭

　五木健太君は，中学2年生の男の子．お父さん，お母さん，小学5年生の妹の4人家族です．小さい頃から大好きだったサッカー部に入って，毎日授業が終わると4時半から6時半までみっちりとサッカーの練習をしています．また，週に3回，7時から学習塾に行っており，サッカーの練習終了後にそのまま塾へと向かいます．サッカーの練習後はお腹がぺこぺこに空いていますが，時間がないので途中のコンビニなどで適当にお菓子などを買って食べています．9時半に帰宅するとお母さんが夕食をつくってくれていますが，疲れと眠気とでうとうとしてしまい，食べずに寝ることもしばしばです．朝は時間ぎりぎりまで寝ていて，お母さんが用意したおにぎりを2つほおばり，あわてて家を飛び出します．こんな状態なので，午前中の授業の途中でお腹が空いてきますが，「朝は少しでも長く寝ていたいし，朝食を抜いているわけでもないから，まあいいか」と思っています．

　お昼は給食です．サッカー部顧問の本田先生からは「レギュラーになりたいなら，給食をお代わりするように」といわれていますが，五木君はお代わりをしません．なぜなら，五木君のクラスには「最初に盛られた給食を，どれも全部食べてからでないとお代わりをしてはいけない」というルールがあるので，野菜が苦手な五木君はお代わりができないのです．

　五木君は最近疲れがとれず，手足のだるさや眠気など体の不調も感じています．授業中や塾でも眠くて集中できないときがあります．「部活のやりすぎかな？」と思いながらも，レギュラーになって試合に出るために，サッカーの練習には無理をしてでも出ています．

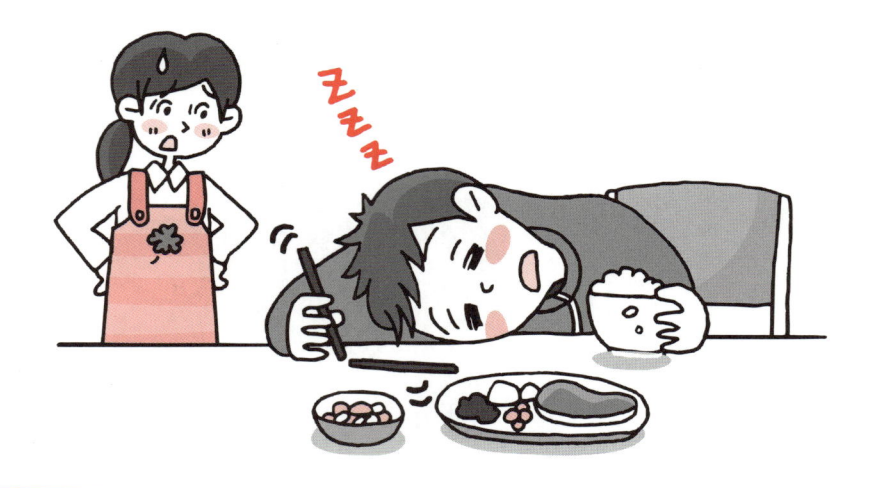

事例6　成人期

六本木（ろっぽんぎ）　明彦（あきひこ）さん，42歳男性　【課題】メタボリックシンドロームの予防

カウンセリングの場：会社の保健室（特定保健指導として実施）

実施者：会社所属の管理栄養士

　六本木さんは，妻と中学生の息子2人の4人家族で，遠距離トラックの運転手の仕事をしています．勤務は，1日目は，夕方出勤・夜出発，2日目は，明け方到着・昼間休息・夜出発，3日目は，明け方帰社・昼間休み・夕方再出勤，の3日間が1サイクルで，2〜3サイクル繰り返すと休日です．一度出勤すると，目的地への到着時刻を守るために食事は高速道路のサービスエリアやコンビニなどで買った，おにぎりや菓子パン，から揚げ，ナッツ類などを運転しながら食べています．とくに揚げ物は「食事をしたなぁ」という満足感があるので欠かせません．ほかにも，走行中に眠くならないように，微糖の缶コーヒー，炭酸飲料，あめ，ガムなどを車内に置いて，口にしながら運転しています．

　帰宅後には，ごはんを1〜2杯とおかずを食べますが，疲れているので食後はすぐに寝てしまいます．六本木さんの体重は，この半年間で3kg増えました．会社の健康診断後の特定保健指導でも，管理栄養士に「中性脂肪やコレステロールが高いので食事を変えてみては」といわれましたが，同僚もみな同じような食事です．六本木さんは「健診結果が悪かったのは，年のせいだな」と思うことにしました．

　そういいながらも，健診結果を妻がみてから食事は少し変わりました．1カ月前から100％の野菜ジュースが家に常備され毎日飲むようになり，家ではサラダや煮物などを食べるようになりました．しかし，食べ盛りの息子たちがコロッケやハンバーグなどをもりもり食べるので，つられて自分も食べすぎてしまいます．運動も勧められていますが，息子たちと休日に遊ぶこともなくなり運動量は減っています．ズボンのウエストがまたきつくなっていますが，今の仕事をしている限り生活を変えることは難しいと思っています．

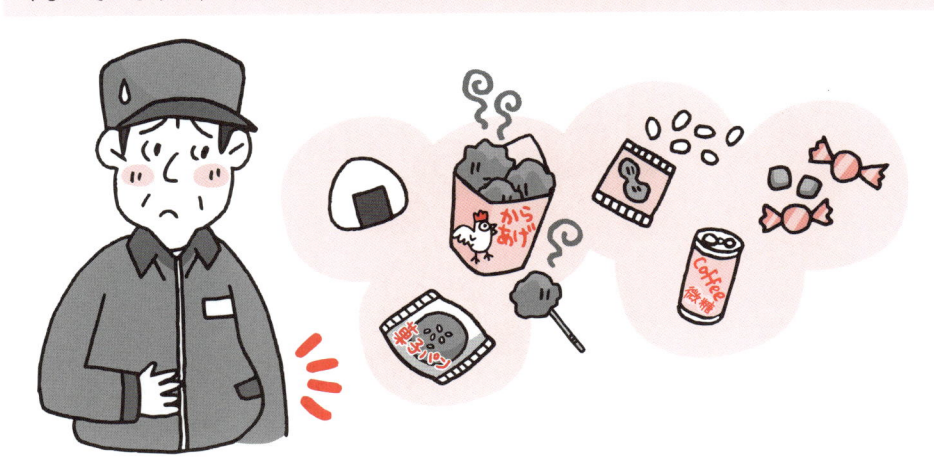

事例7　成人期

七里　遥さん，50歳女性　【課題】減量

カウンセリングの場：市保健センターの栄養相談室（特定保健指導として実施）
実施者：市の管理栄養士

　七里さんは，会社員の夫と大学生の娘，義母の4人家族です．身長152 cm，体重60 kgで，若い頃は細かったのですが出産後に10 kg増えました．今年の市の健康診断では，腹囲85 cm，空腹時血糖108 mg/dL，HbA1c（NGSP）6.2％で，保健師さんに「いちおうセーフですが，毎年上がってきているので少し体重を減らされるほうがいいですね」といわれ，太り気味の体型を気にしている娘と一緒に減量に取り組むことにしました．七里さんは，まず市の健康学習会に参加し，基本的な栄養の勉強をしました．取組みから3カ月間，ご飯は150 gを計り入れ「お代わり」をやめました．おかずは，主菜1品と野菜中心の副菜を1～2品つくって各自の皿に盛りつけます．大皿盛りをやめると，自然に食べすぎないようになりました．

　七里さん母娘は，努力の甲斐あって3カ月で3 kgずつやせました．保健師さんには体重の5％減らせばよいといわれたので目標達成です．しかし，思わぬ落とし穴がありました．娘がやせたことを気にした義母が，毎日果物や菓子を「おいしいから食べなさい」と買ってくれるのです．帰りの遅い夫や義母本人は菓子や果物には手を出さないので，もったいないと思う七里さんと，お菓子が大好きな娘とで食べてしまいます．すると七里さん母娘の体重は，あっという間に1 kgずつ戻りました．ふだんから何かと気を遣ってくれる優しい義母には，「喜んでほしい」という思いがあふれています．一度，「ダイエット中で食べる量を調整しているの」といってみましたが，「これくらい大した量じゃないから大丈夫，大丈夫．それに果物は体にいいのよ」と笑顔で返され，何もいえなくなりました．夫に相談しても「おれは知らん」と嫁姑の間には入りたくなさそうです．

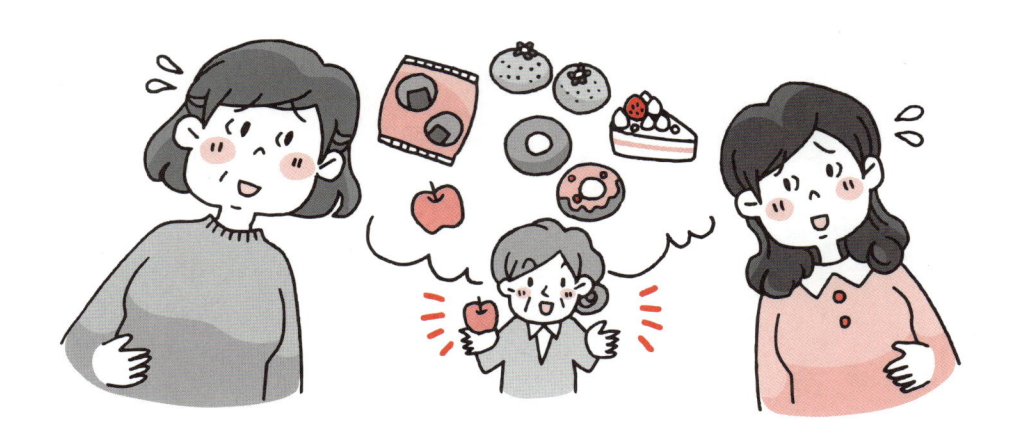

事例 8　成人期

八橋(やつはし)　綾乃(あやの)さん，31歳女性　【課題】潰瘍性大腸炎の食事
　カウンセリングの場：病院の栄養相談室（外来受診日）
　　実施者：管理栄養士（病院所属）

　八橋さんは31歳の女性（独身，一人暮らし）で，事務職として会社勤めをしています．20歳で潰瘍性大腸炎を発症してから，もう11年になります．ずっと同じ病院で治療を受けてきましたが，寛解（病状のよい時期）と再燃（再び症状が悪化する時期）を繰り返してきました．3カ月前に下痢や血便などの症状がひどくなって再入院し，免疫抑制剤と点滴，食事療法などで何とか炎症が落ち着き，手術をせずに済みました．しかし主治医からは，「大腸の潰瘍の範囲が広がってきているので，進行を遅らせるためには服薬と食事療法をしっかりやりましょう．繊維の多いもの，油，アルコール類は避けてください．詳しいことは管理栄養士から聞いてください」といわれました．

　食べてもよい食品リストを渡されて，具体的にどのようなものをどのような調理方法で食べればよいかということを，病院の管理栄養士さんから教えてもらいました．少し難しいと思ったけれど，外科手術（大腸の一部切除や，重症の場合は人工肛門を装着）を遅らせるためにもう一度しっかり食事療法をやっていく決心をしました．

　最初の2カ月は教えられたとおりにすることができました．しかし，その後は，友人の結婚式などでごちそうを目の前にすると，ついつい食べてしまいます．ラーメン店やファストフード店，ケーキ屋さんなど，会社の同僚と行く店には八橋さんが食べられそうなメニューが少ないので，油が多いのを承知で頼んでしまいます．でも食べてもすぐに悪くなるということもないので，「いつも，頑張ってるんだから，たまにはいいよね」，「いつも低脂肪なんだから，たまには栄養つけなくちゃ」と思っています．こうして，ときどき失敗はしますが，すぐに元の食事に戻しています．

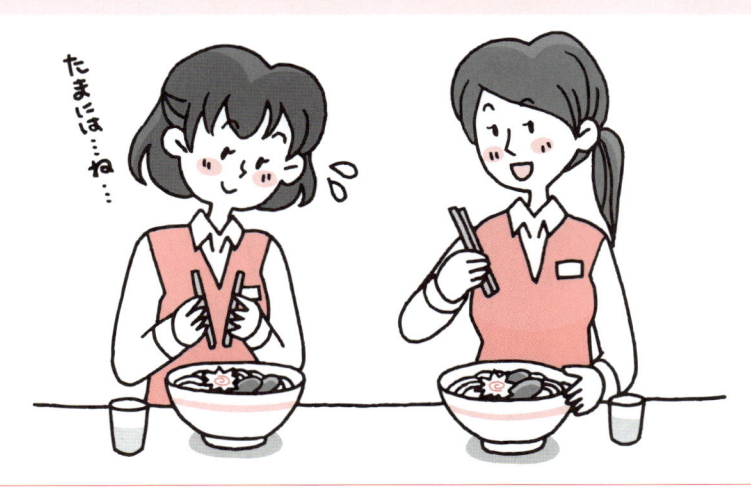

事例9　成人期

九重　真さん，56歳男性　【課題】耐糖能異常，高血圧，狭心症
カウンセリングの場：病院の栄養相談室（外来受診日）
実施者：管理栄養士（病院所属）

　九重さんは，専業主婦の妻と高校生の娘，中学生の娘の4人家族です．小学校の教員で4年前から管理職をしています．職員室にいる時間が長くなると1年に2 kg ずつ体重が増え，現在の体格は170 cm で80 kg です．体重とともに血圧も上がり，最近は狭心症の症状も出るようになりました．そればかりか，今年の健康診断では「糖尿病の疑い」という結果までもらってしまいました．まじめで責任感の強い九重さんは，「自分で生活を変えて何とかしなくては」と決意し，禁煙，節酒（日本酒1日2合を半分に），そして出勤ではバス停3つ分を往復とも歩くようにしました．すると2週間で体重が1 kg も減り，上の血圧も 165 mmHg から 153 mmHg に下がるなど，目にみえて効果が現れたのです．九重さんはすっかり嬉しくなりました．
　「もっとやればもっと効果が現れる．そのうち糖尿病の疑いだなんていわれなくなる」と考えた九重さんは，さらに運動量を増やしました．動悸がするにもかかわらず1時間以上速足で歩き続け，雨や寒い日でも歩くのを休みません．歩いたあとはお腹が空くので「歩いたご褒美だ」と食事をたくさん食べ，以前は飲まなかったスポーツドリンクを「脱水症予防のためだ」といって飲むようになりました．妻や娘たちは心配して，「無理をして何かあったら元も子もない」というのですが，九重さんは聞く耳をもちません．そのうち減っていた体重が横ばいになり，血圧が上がり始めたので，ついに病院を受診して血圧の薬を飲むことになりました．また糖尿病の境界域であることも告げられました．九重さんは，「自分はこれほど努力しているのになぜよくならないのか」と納得がいきません．毎日つけていた体重と血圧の手帳をみるのも嫌になってきました．

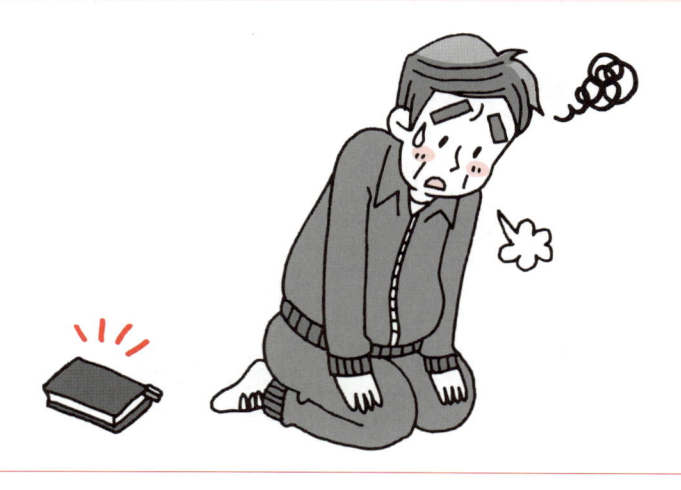

事例10　成人期

十坂　義雄さん，50歳代男性　【課題】胃がんの術後患者，職場復帰後の食事
　　カウンセリングの場：病院の栄養相談室（入院患者への栄養指導）
　　　　　　実施者：管理栄養士（病院所属）

　十坂さんはA社の課長で，妻と2人暮らしの50歳代の男性です．身長169 cm，体重77 kg，BMI 27 kg/m^{2}で，肥満と糖尿病の既往があります．3カ月前に心窩部痛のため近医を受診し，胃がんの疑いを指摘されました．1カ月後に専門医を受診し，胃体部がんと診断されたため，すぐに入院し，手術を受けました．手術は身体に負担の少ない腹腔鏡での幽門側胃切除でした．術後2日目より飲水開始，4日目より食事開始（6回分割の消化器術後食）となりました．食事は体調に応じ最初は少量にとどめる，との指示を守りましたが，早く食べたあとには苦しくなるということを入院中に2回経験しました．術後の経過は順調で，8日目に退院時栄養指導を実施し，翌日に退院予定です．

　栄養指導には，調理担当者である奥さんが同席しました．会社には2週間後に復帰予定です．自宅療養中は，奥さんが3食を用意されるので規則正しく時間的にゆとりをもって食べることができます．しかし職場復帰後は忙しくなるので食事が不規則になったり，食事時間も十分に取れないのではと心配しています．

　十坂さんは，入院中，食後に苦しんだ経験がとても辛かったので，職場復帰後も指導内容を守ってゆっくり食べたいと思っています．また，手術後に体力の低下を感じており，早く回復したいとの思いから，昼食を食べる社員食堂や外食で何を選べばよいのかを知りたいと思っています．弁当持参では奥さんに負担がかかるし，会議や出張で外食せざるを得ないときがあるからです．間食は，会社で目立たないように食べられて栄養がしっかり摂れるもの，しかも甘いものばかりでは血糖値が上がるので，何を摂ればよいのかを専門家から教えてほしいと思っています．

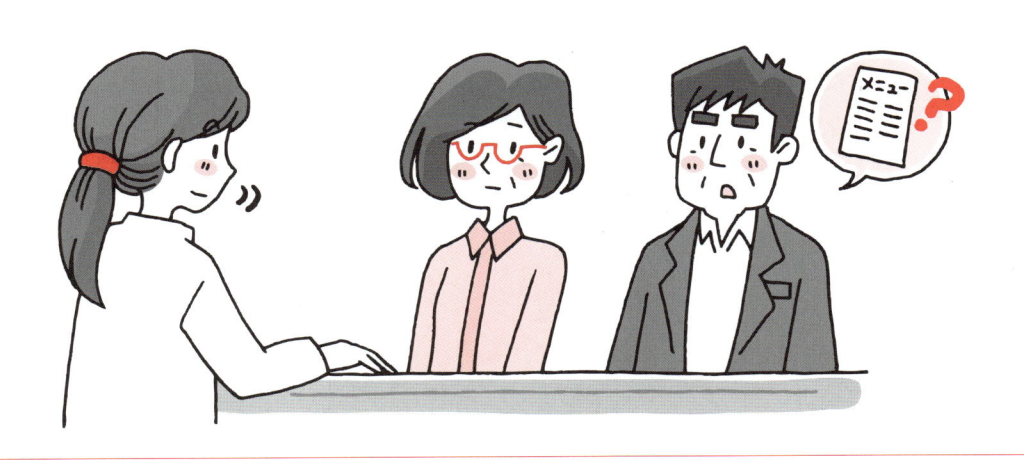

事例 11　高齢期

重市 嘉子さん，夫（85歳）の食事づくりをしている妻（77歳）
【課題】夫の低栄養・介護予防

カウンセリングの場：市の福祉センター（介護予防教室における個別栄養相談）
実施者：市の管理栄養士

　重市嘉子さんは夫と2人暮らしです．子どもたち（長男，次男）はそれぞれ遠く離れた場所で結婚し暮らしています．スーパーマーケットや銀行，市役所などが近いので，毎日の買い物や用事は嘉子さんが歩いて出かけて済ませています．昨年，夫が脳卒中の発作を起こしました．幸い処置が早く大事には至りませんでしたが入院中に足腰が弱り，その後「要支援1」に認定されました．その夫の趣味は囲碁で，週に2回，公民館で囲碁仲間と打ち合い，ときには互いの家を訪ね合って1日中囲碁をします．夫の外出や通院は嘉子さんが車で送迎し，夫が歩くことはほとんどありません．最近は，家の2階にも上がりたがらなくなりました．嘉子さんの楽しみは，夫が「おまえもたまには気晴らししてきなさい」といってくれる日に，近く住む妹と一緒にホテルのランチを食べに行くことです．

　ある日，市の介護課から「介護予防教室―いきいき食事づくり―」の案内はがきが届き，嘉子さんは夫の食事づくりの参考になればと参加しました．教室には，後期高齢者の介護や食事の用意をしている家族が参加しており，管理栄養士による講義と調理実習が行われました．また保健師，管理栄養士による個別相談では，食事や体格の記録から，夫には，① やせ（BMI 17.8 kg/m^2），② 肉や卵などの動物性たんぱく質の不足，③ 麺類などで簡単に食事を済ませがち，との栄養上の問題を指摘されました．

　家に帰った嘉子さんは，早速「あなた今日は久しぶりにお肉にしましょうか」と提案しましたが，夫は，「いや，わしは若いときから食べてきたものが体に合うんじゃ」と，嘉子さんがつくるいつもの煮物中心の食事を食べたいといいます．嘉子さんは，夫にはしっかりと栄養をとってもらい，足腰も鍛えてずっと元気でいて欲しいのですが，本人にまるで問題意識がないので困っています．

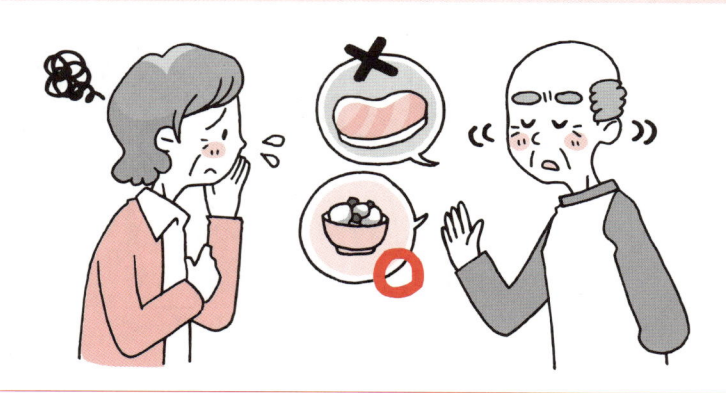

事例12　高齢期

十　二所(じゅうにしょ)　トシ子さん，79歳女性　【課題】低栄養

カウンセリングの場：市の保健センター（市の健診会場の栄養相談コーナー）
実施者：市の管理栄養士

　十二所さんは，息子夫婦と3人暮らしです．骨粗鬆症，便秘，脂質異常症のため，かかりつけの医院で服薬治療中です．コレステロールが高いのを気にして，食事はあっさりしたものを食べています．歯は総義歯なので，硬い野菜や肉は食べられません．ここ半年で体重が2.5 kg減っており，現在は身長145 cm，体重37.4 kg，BMI 17.8 kg/m^{2}です．今年の市の介護予防教室で記入した「介護予防に関する問診票」で，「低栄養の疑い」に該当したため，市の管理栄養士による個別面接を受けることになりました．

　十二所さんの息子夫婦は共働きで，十二所さんが7時に起きる頃は，もう仕事に出たあとです．朝食を食べたら家の掃除や庭の手入れ，そのあとに手押し車で畑仕事や棚田の管理，墓掃除に出かけます．昼食後は横になって休みます．毎日よく体を動かしているので，何か特別な運動をする必要は感じていません．また，週に1度の俳句の会，月に1度の集会所での会食（食生活ボランティアさんがお世話）にも出かけています．

　食事内容は，朝食はごはんと昨晩のおかずの残り，昼食は昨晩のおかずの残りと自分の食べたいものを少量，夕食はお嫁さんがつくった多種類のおかずをご飯と一緒に食べます．食事の用意と買い物はお嫁さんに任せて，自分の食べたいものは配達を利用しています．管理栄養士の食事の聴き取りからは，卵・大豆・牛乳・乳製品・野菜・油および主食（ごはん，パン）は少量であるが，毎日，魚・肉はそれぞれ2日に1回程度，芋・海草・果物はほとんど食べないことがわかりました．十二所さんは「食事を抜いてもいず，それなりに体も動かし元気なのに，なぜ自分が管理栄養士の面接を受けなければならないのか」と困惑した様子です．

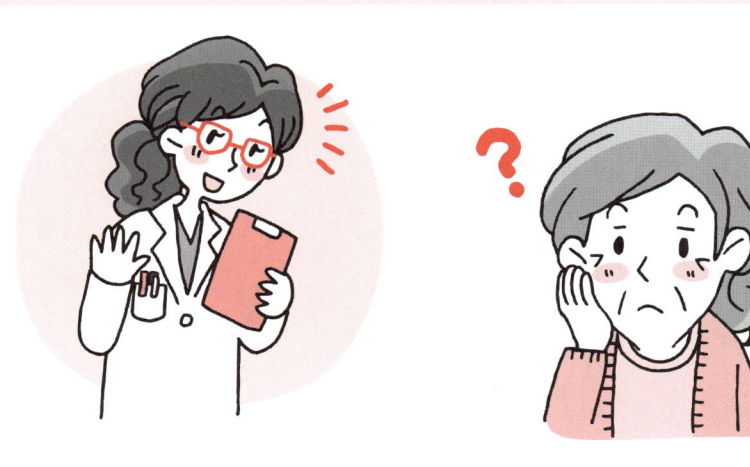

事例 13　高齢期

十三(じゅうそう) 秋絵(あきえ)さん，69歳女性　【課題】メタボリックシンドローム

カウンセリングの場：保健センター健康相談室（特定保健指導として実施）
実施者：市の管理栄養士

　十三さんは1人暮らしで，とくに仕事はしていません．隣には娘夫婦が住んでいます．毎年受けている市の特定健診では，今年もあれこれひっかかってしまいました（腹囲92 cm，BMI 25.8 kg/m^2，HDL-C 39 mg/dL，TG 310 mg/dL，空腹時血糖 102 mg/dL，血圧 136/77 mmHg，喫煙なし，整形外科で治療中，3年前から脂質異常症で「治療・服薬」．現在は中断）．しかし65歳以上なので「動機づけ支援」となり，市の「健診結果がわかる会」に参加し初回面接を受けました．

　十三さんのこれまでの日課は，家事やテレビをみて家ですごすことでした．畑もありますが，膝痛があるので何もつくっていません．外出は週に2，3日，手芸のお稽古と買い物に行くくらいで，自分で車を運転して出かけます．少し腰も曲がっており，膝が痛いので運動の習慣はありません．夕食はほぼ毎日，となりの娘の家で食べています．自宅のようにお代わりはできませんが，孫たちと一緒に出されたものを楽しく食べています．朝と昼は自分でつくり，朝はごはんと旬の野菜のみそ汁と梅干，昼食はごはんに主菜・副菜をそろえた和食で，ごまのふりかけや牛乳でカルシウムも意識して摂っています．朝食と昼食は1人なので，「暇だから」，「もったいないから」とつい食べすぎてしまいます．

　買い物に行く以外には，生協の宅配サービスでの注文が楽しみで，よく利用しています．とくに果物が大好きで，午前に柿2個，午後にも柿2個と梨1個，それにバナナも1本くらいは食べてしまいます．朝食と昼食，それに果物の食べすぎを自覚してはいますが，一人暮らしの楽しみなので，これをやめるなんて辛くてできないと思っていました．

　それでも十三さんは，健診結果がわかる会での初回面接で「できることからやりましょう」と管理栄養士と一緒に3つの行動目標を決めてから，2週間，① 毎日体重を測る，② おやつを買わない，③ 果物の量を減らすことを続けています．

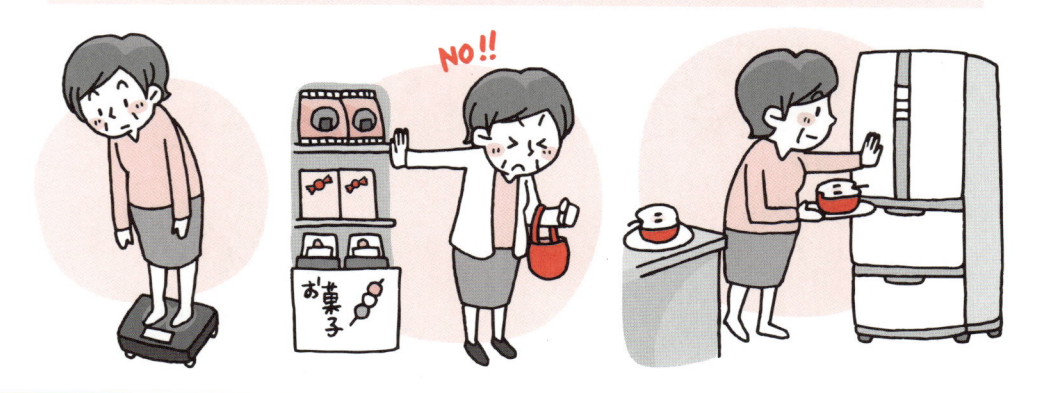

9章

臨床の場における栄養カウンセリング

9章のねらい

- □ 病室訪問の演習を通じて，臨床の場における栄養カウンセリングの特徴を理解する．
- □ 入院時，退院時の栄養カウンセリングの目的の違いを理解する．
- □ 栄養カウンセリングの基本的技法を臨床の場に応用できる．

1. 臨床の場における栄養カウンセリングの特徴

　病院やクリニックなどの医療の場で行われる栄養カウンセリングには，大きく分けて，外来患者対象の栄養指導時に行われるもの，および入院患者対象の栄養指導時に行われるものの2種類があります．

　臨床の場における栄養カウンセリングの特徴の1つとして，患者（相談者）の多くは慢性疾患であり，患者とのかかわりも長期となる点があげられます．そのため，初診後しばらくはやる気十分で実行期まで短期間で到達した患者が，食事療法の効果が出ないからとやる気を失ってしまったり，再びやってみようという気持ちになったりします．このように，治療（食事療法）が長期間に及ぶほど，行動変容ステージを「行き戻りする」ことが多くなるため，行動目標を再設定し，患者が再びやる気を起こすことができるような栄養カウンセリングが求められます．

　特徴の2つ目として，医療の場での栄養カウンセリングは治療の一環として行われるため，医師の指示のもとで実施する，さまざまな医療職と連携する，という点があげられます．患者に関する情報をさまざまな職種から得ることができますが，管理栄養士もまた栄養カウンセリングの結果を栄養指導報告書として当該患者のカルテ（ファイル）に保存するとともに，重要なことは口頭で担当医師や看護師に報告します．多職種でかかわる臨

床の場では情報のフィードバックと共有が重要です．なお，栄養指導記録（SOAP方式など）は，他の実習科目で取り扱われているため，この演習では省略しています．

　特徴の3つ目として，患者のライフステージが小児から高齢者と幅広く，疾患や長期入院などの影響とも相まって，食事の話への関心や理解度，調理技術のレベルなどが多様であるという点があげられます．そのため，小児では保護者，高齢者では介護者や食事づくりの担当者なども一緒に話を聴いてもらうことがあります．したがって，栄養カウンセリングの対象を誰にすればよいかを事前に検討する必要があります．

　特徴の4つ目として，同じ入院患者への栄養カウンセリングであっても，入院時と退院時ではその目的が異なるという点があげられます．入院時には，これまでの食事や食行動を含む栄養アセスメントに加えて，病院での食事と疾病・食事療法との関連を説明することや，入院生活中には食事療法について毎回の病院食を教材とし，また食事パンフレットや院内学習などを通じて学べるように支援します．退院時面接では，退院後に食事療法が続けられるように，また，決めた行動目標を実行していけるよう支援します．病院によっては，MSW（メディカル・ソーシャル・ワーカー）や地域医療室が退院時の支援を行っているので，情報を共有し協力し合いながら進めます．

　患者は，入院というライフイベントでさまざまなストレスや不自由を感じています．また，退院後の生活や食事づくりなどに不安を感じていることもあります．これまでに学習した栄養カウンセリングの基本的な技法を応用して，ここでは**模擬患者**（simulated patient，**SP**）へのベッドサイド訪問（入院中，退院前）演習とその振返りを通し，臨床の場におけるカウンセリングについて学びと理解を深めます．

1. 臨床の場における栄養カウンセリングの特徴

> **演習** 臨床の場での栄養カウンセリング：模擬患者参加型演習

【演習の準備】

　グループワークのリーダー（進行役1名）および，入院中面接（演習1，p.80），退院前面接（演習2，p.90），それぞれの，ロールプレイの役割（管理栄養士実習生役1名，患者役1名，記録者：残りのグループ員）を決めて下の表に氏名を記入します．

　患者役には，役のつくり込みや感情移入，管理栄養士実習生役へのフィードバックを行うことが求められるため，可能であればプロまたは経験のあるボランティアの模擬患者（SP）が担当するのが理想です．SPに依頼しない場合は，教員またはティーチング・アシスタント（大学院生）が患者役となり，演習を通して同じ人（1名）が担当するようにします．学生が患者役を担当する場合は，同じグループ内で1名を選び，入院中面接・退院前面接の2回とも同じ学生が行うようにします．

リーダー（1名）(演習を通じてのグループワーク進行役)	患者役（1名）(学生が担当する場合は，入院中面接・退院前面接とも同じ学生が行う)	入院中面接		退院前面接	
		管理栄養士実習生役	記録係（実習生役・患者役以外）	管理栄養士実習生役	記録係（実習生役・患者役以外）

【演習の手順】

　病院での臨地実習（管理栄養士実習生役）として，入院患者の病室訪問（栄養カウンセリング）を行うことを想定した演習を行います．入院中面接では患者情報（栄養アセスメント結果と担当看護師からの申し送り）を元に，退院前面接では臨地実習担当の管理栄養士の指導を受けて作成した栄養指導計画を元に，それぞれの面接計画を立ててロールプレイにより発表します．

9章　臨床の場における栄養カウンセリング

> **演習 1**　入院患者への初回面接

　あなたは，糖尿病専門病院（60床）のA病院で臨地実習中の管理栄養士実習生です．指導管理栄養士から，教育入院中の佐藤さん（女性）を担当するようにといわれ，明日の午後2時にベッドサイドに行くことになりました．入院8日目の佐藤さんに，どのような面接を行いますか．

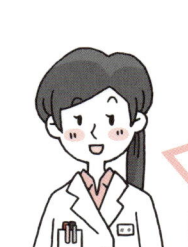

　　佐藤さんは糖尿病教育入院の患者さんです．詳しい情報は，カルテと看護師さんからの申し送りをみてください．
　　3度目の入院なので，病気や食事療法については知識はあるのですが，自宅に帰ると，ついつい食べすぎてしまうそうです．でも，最初の1週間は，毎食の病院食をスマートフォンで撮影したり，食材を交換表の群分けにしてノートに書く作業も熱心にされ，頑張ろうという気持ちがみえました．
　　栄養課では，① 1,400 kcalの糖尿病食のメニューや食品構成について毎食の食事を教材として学んでいただくこと，② 家庭での食べすぎを防ぐための行動目標を一緒に考えること，の2つを目的として，入院中の栄養指導を行っていく予定です．
　　運動は，朝夕30分の散歩または運動療法室での自転車（エアロバイク）を1週間続けられました．しかし，けさは「やる気が出ない」とお休みされたそうです．そういえば，けさの朝食は撮影されていませんでしたね．

1　患者情報
【面接場面1】　　日時：入院8日目の午後2時，場所：佐藤さんの病室（2人部屋）
1．患者情報　佐藤ふみ子さん，56歳・女性．（身長156 cm，62 kg）2型糖尿病
　　5年前に糖尿病と診断され，経口血糖降下薬（アマリール）の服用と食事・運動療法を指示された．昨年1年間のHbA1cは7.5～8%で推移していたが，今年に入り9%台に急激に悪化したためビクトーザ（GLP-1受容体作動薬，1日1回自己注射）が追加された．その後定期的に外来を受診していたが，症状が改善しなかった（朝食後2時間の血糖値が250 mg/dL以上）ため，医師からインスリン導入の判断と自己コントロールを目的とした2週間の教育入院を指示された．入院は3度目．
　　入院の最初の1週間は，服薬，注射（ビクトーザ），1,400 kcalの糖尿病食，朝夕各30分の散歩または自転車（エアロバイク）を行い，週の終わりに24時間の血糖変動の検査をしたが，良好な結果が得られず，入院8日目よりインスリン治療が開始されることになった．

2. 担当看護師からの申し送り

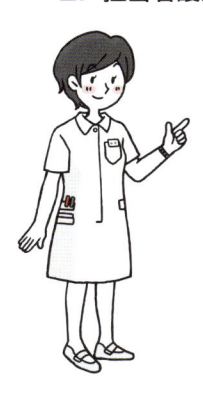

「佐藤さんは，隣町の方で，ご主人と一軒家で2人暮らしです．娘さんは結婚して近所に住んでおり，男のお孫さん（0歳）がおられます．佐藤さんのご主人は会社勤めで出張が多いそうです．佐藤さんご自身は，お仕事はされていません．このたびの入院には，ご主人が付き添われました．

入院1〜5日目は，主治医の指示どおりに服薬，注射（ビクトーザ），食事（全量摂取），運動（朝夕各30分の散歩またはエアロバイク・全回出席）を行い，週の終わりに日内血糖変動を観察しましたが，良好なコントロールは得られませんでした（下図）．運動前後には毎回，指先穿刺にて血糖値がどれだけ下がったかを測定するのですが，下がったのは2，3度だけで，検査のたびにがっかりされていました．食事は，お家では好きなだけ食べておられ，『食欲抑制の注射は私には効かないの．とにかくお腹いっぱい食べたくて仕方ないのよ』『退院したらきっと今より食べちゃうわね』といわれています．お腹が空くと，夜は眠れないそうです．

今朝の検温時に，『実は入院10日前からひそかに節制して，この1週間もすごくがんばったのに，少しも良くならなかったのね．これでまた退院が延びるかもしれないと思うとつらいわ』と涙ぐまれました．朝食後の運動と糖尿病教室は，入院後はじめてお休みされました．理由を尋ねると『どうもやる気が出なくて……』という返事でした．

明日の午後2時に管理栄養士の実習生さんがお食事のことで訪問させていただくことを伝えて，ご本人の了承を得ています」．

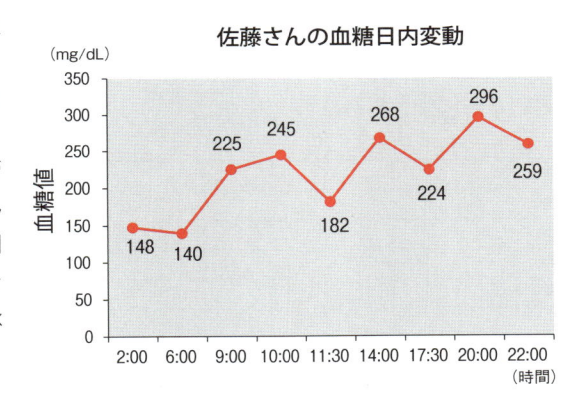

佐藤さんの血糖日内変動

時間	血糖値(mg/dL)
2:00	148
6:00	140
9:00	225
10:00	245
11:30	182
14:00	268
17:30	224
20:00	296
22:00	259

＊HbA1cはNGSP値で表しています．

9章 臨床の場における栄養カウンセリング

2 患者さんの食事記録（入院3日前から記入）

食事記録

- ◎ ID：105259　女
- ◎ 佐藤 ふみ子　様
- ◎ 初・再確認・その他
- 1日・(3日)・W
- 指示量 1400

* 入院日の昼食時『食堂』へ持参してください。

S：食事で気をつけておられる事がありましたら、ご記入ください。
野菜をたくさん食べて、あげ物をへらす

* 食事内容の特徴（栄養士 記入欄）

主食（表1）	多い・(適量)・少ない	3/1↑ 朝 /2なし
果物（表2）	多い・(適量)・少ない	
主菜（表3）	多い・(適量)・少ない	
乳製品（表4）	多い・(適量)・少ない	
油脂類（表5）	多い・(適量)・少ない	
野菜（表6）	(多い)・適量・少ない	
その他		

3月1日（土）

料理名 （食品名）	グラム	自・外・給	表1	2	3	4	5	6	調	嗜
朝食（9時20分・自・外・給）										
ヨーグルト（加糖）	150					1.3				
フルーツグラノーラ	15									
バナナ（果肉部）	120			1.2						
コーヒー（ブラック）	100									
★64kcal										
11：40間食										
・ビスコ4枚	20									
・コーヒー（ブラック）	50									
★96kcal										
昼食（13時15分・自・外・給）										
パスタ	280		2.8				0.9		0.7	0.1
ミートクリーム										
（1食（280g）あたり										
エネルギー 363kcal										
たんぱく質 13.7g										
脂質 10.9g										
炭水化物 52.4g										
ナトリウム 854mg）										
サラダ（持参）										
ブロッコリー・にんじん・大根・みずな・	各30									
プチトマト										
和風ドレッシング（ノンオイル）	20								0.2	
448kcal										
夕食（21時45分・自・外・給）										
りんご（果肉）	200			1.3						
あめ	2コ									0.4
夕食〜なべやきうどん										
うどん	180g (1玉)		2.5							
白菜	200									
エリンギ	40									
エノキ	10									
液体だし	300									
卵	60				1.2					
魚つみれ	小3コ				0.6					
じゃがいも団子	小2コ			1						
なっとう	1パック				0.4					
104kcal										
496kcal										
合計単位 (18)			9	4	1.7	1.7	1.7	0.2	2.4	
1日摂取エネルギー量 (1248) kcal ＋嗜好品 (192) kcal										

3月2日（日）

料理名（食品名）	グラム	自・外・給	表1	2	3	4	5	6	調	嗜
朝食（9時45分・自・外・給）										
パン	60		2.4							
ブロッコリー	30									
にんじん	20							0.8		
マヨネーズ（ハーフ）	10						0.4			
ベーコン	1枚				1					
卵	1コ									
コーヒー（ブラック）	200									1.2
400kcal										
昼食（13時30分・自・外・給）										
食パン	90		3							
なまたまご	5									
さとう	3									
★48kcal										
ヨーグルト（加糖）	100					0.3				
フルーツグラノーラ	30							0.5		
コーヒー（ブラック）	200									
384 ＋★48kcal										
野菜いため										
もやし	100									
ピーマン	30									
にんじん	20									
しょうゆ・しお・コショウ										
コーヒー（ブラック）	200									0.6
夕食（20時00分・自・外・給）										
ごはん	180		3.6							
みそしる										
大根	50									
人参	30							0.3		
とうふ もめんとして	3				0.3					
油あげ	12						0.2			
みそ	90				2.3					
甘塩さけの塩焼（既）	1コ				0.5					0.3
とりから揚げ	150				1.2					
ほうれんそう卵とじ	60									
ほうれんそう	少々					5				
卵										
しお・コショウ										
油								0.5	0.7	
食後・モナカアイス	30					1.2				0.8
★64kcal										
792kcal										
合計単位 (21.1)			9.1	(1576)	5.8	0.8	2.1	1.4	0.5	1.4
1日摂取エネルギー量 (1576) kcal ＋嗜好品 (112) kcal										

来院日 3月3日（月）

料理名（食品名）	グラム	自・外・給	表1	2	3	4	5	6	調	嗜
朝食（7時15分・自・外・給）										
さつま芋入りのパン	70		2.8							
コーヒー（ブラック）	200									
柿のむセヨーグルト	75					0.6				
合計単位 (3.4)			2.8			0.6				
朝食摂取エネルギー量 (272) kcal										

S）改善事項
- 夕食時間を早めに
- 以前は24時頃
- ナイトキャップを中止
- ビール350ml or 日本酒小コップ1杯、柿の種小1袋
- 1ヶ月程前から間食を減量
- 以前はチョコ大袋1袋を3日どこで食べていた

※2月中旬から、食事では上の3点を改善している。運動は犬の散歩を毎日朝夕2回（30分ずつ）。

☆食事記録は今後の治療方針を決めるために役立ちます。計量し、正確に記入してください。
なお、計りにくい食品は
さじ ○杯 / ○個 / ○切れでも可です。

砂糖・ミルク・アルコール類・ジュース類・マーガリン・ジャム類 お菓子類（種類と希釈前の量）（種類を詳しく） 油類

☆記入しなくてよいもの
①調理に使用する調味料
②お茶・水など

砂糖　みりん　料理酒

○○会　□□病院　管理栄養士 △△

3 グループワーク

【入院患者への初回面接の準備】

1. 糖尿病教育入院を行っている病院のホームページを調べ，教育入院の目的やどのような医療職がかかわっているのかを書き出しましょう．そのなかでの管理栄養士の役割を確認しましょう．

2. 患者情報から，佐藤さんの背景や入院に至った経緯などの情報を整理しましょう．佐藤さんの今の気持ちを，本人になったつもりで想像してみましょう（対象理解）．

3. 指導管理栄養士や担当看護師からの申し送り，食事記録の結果から，佐藤さんのこれまでの食生活や食行動のどこに，血糖コントロールを悪化させた要因があったのかを考えましょう（課題の抽出）．

4. 佐藤さんは，「入院10日前から食事を節制していた」と看護師に話しています．食事記録は入院直前に書かれているので，節制以前の食生活がどのようなものであったのかについて，聴き取る内容を考えましょう（追加のアセスメント）．

5. 食生活を変えることに対する佐藤さんの準備性を，行動変容ステージで考えてみましょう（準備性の確認）．

1～5について，「入院患者への初回面接・整理シート」（p. 84）に記入します．

9章　臨床の場における栄養カウンセリング

【入院患者への初回面接　整理シート】

グループ〔　　　〕

グループワーク役割	リーダー（進行役）〔　　　　　　　〕
ロールプレイング役割	管理栄養士実習生役〔　　　　　〕，患者役〔　　　　　〕，記録係：実習生役以外の班員全員

1．糖尿病教育入院について　　（調べた施設の名称＿＿＿＿＿＿＿＿＿＿＿＿＿＿＿）

糖尿病教育入院の目的：
〔　　　〕

教育入院にかかわっている医療職種：
〔　　　〕

教育入院における管理栄養士の役割：
〔　　　〕

項　目	中　項　目	内　　容
2．患者背景	家庭環境 食環境	
	入院に至った経緯	
	患者の今の気持ち	
3．課　題	(血糖コントロール悪化につながったと考えられる) 食生活・食行動	
4．追加アセスメント	追加で聴き取りすること	
5．行動変容の準備性 （行動変容ステージ）	行動変容ステージ	「退院後に食行動を変容させること」に対する準備性(行動変容ステージ)は （　　　　　　　　）期

1. 臨床の場における栄養カウンセリングの特徴

【入院患者への初回面接計画】

患者情報（p. 80 参照）にもあるように，「治療や食事療法に対してどうにもやる気が出ない」佐藤さんに対する言葉かけや，面接全体の進め方を計画しましょう．

面接計画は次の項目について作成しましょう．①と⑤以外は必ずしもこの順序でなくて構いません．

① 導入
- 服装，身だしなみ，部屋への入り方．
- あいさつ，自己紹介，面接の目的とおよその所要時間（約 15 分）を告げる．
- 打ち解けるために開かれた質問をする（相手が「はい」「いいえ」だけでなく，しばらく話してくれそうな質問を考える）．
    - 良い例：「1 週間病院の食事を召し上がってみて，いかがでしたか」
    - 良くない例：「病院の食事はおいしいですか」

② 気持ちと背景
　佐藤さんの今の気持ち，気がかりなことがあるかどうか，それらの原因（背景）について質問し，話を聴く．

③ 食生活
　佐藤さんの血糖コントロール悪化につながった食生活上の原因に関する質問を行う（現在把握している情報を補完するために，佐藤さんから話してくれそうな質問を考える）．

④ 行動変容の準備性
　行動を変えること（食事療法の再開）への準備性を尋ねる．

⑤ 終了
　質問はこれで全部であること（面接の終了）を告げ，お礼を述べる．
　退院前に，もう一度話をしに来てよいかどうかを尋ねる．
　退室する．

○全体を通して
- 共感的コミュニケーションをとる（アイコンタクト，表情，あいづち，オウム返しなど）．
- 傾聴的態度で話を聴く（佐藤さんの言葉を心で聴く）．
- 質問は，面接時間内に行うことが可能な数にする．

○面接計画ができ上がったら，まず，グループ内でロールプレイをやってみましょう．
　発表ではつくったシナリオを読むのではなく，用意したメモを見ながら話すようにしましょう．

9章 臨床の場における栄養カウンセリング

【ロールプレイによる発表】

グループワークの終了後に，各グループの管理栄養士実習生役が15分間の面接を患者役に対して行います．同じグループの記録係は近くに座り，会話を記録します．発表グループ以外の学生は，観察者となります．

教員（ファシリテータ．p.96参照）の指示に従い，次の手順で行います（1グループ約30分）．

1	管理栄養士実習生役が患者（佐藤さん）の病室を訪問し，面接を行う（制限時間15分）．
2	管理栄養士実習生役学生の振返り
3	記録役・観察者の感想
4	患者役からのフィードバック（注）
5	教員によるまとめ

最後のグループの面接が終了したら，患者役が「患者役用シナリオ」（p. 119参照）を読みます．

各グループの学生が認識していた「佐藤さん像」と，「本当の佐藤さん」との違いはどのようなものであったかについて，感想を述べ合います（発表グループ数は，実習時間に応じて決定します）．

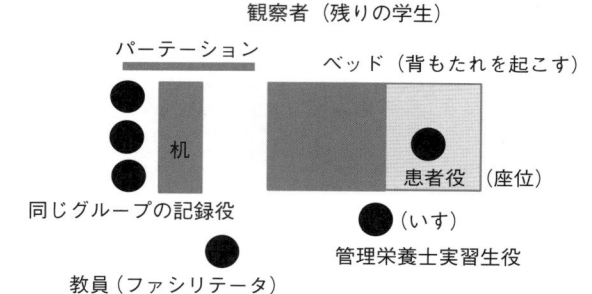

入院時の面接発表（ロールプレイ）の終了後に，次のことを行いましょう．

(1) 管理栄養士実習生役：体験して気づいたこと，学んだことを振返りシート（p. 88, 89参照）に書きましょう．

当初計画していたような面接ができましたか．

(2) 記録係：記録は「面接の記録」（p. 87参照）に記入しましょう．気づいたことや学んだこと（良かった点，改善点）を振返りシート（p. 88, 89参照）に記入しましょう．

(3) クラス全員：管理栄養士実習生役は，佐藤さんを尊重した態度で接し，思いを受け止め，適切な対応を行えていましたか．振返りシート（p. 88, 89参照）に記録しましょう．

〔注〕患者役からのフィードバックにおける注意（p. 87参照）

○一般論や善悪論ではなく，患者としてロールプレイ中に感じたことを伝えましょう．

○P（ポジティブ）―N（ネガティブ）―Pの順序で返します（改善点はサンドイッチの具のように真ん中で述べます．良いところをほめて終わることで，実習生役が前向きな気持ちになれます）．

【面接の記録】　〔　　〕グループ

	管理栄養士実習生役の動作や質問	患者役の反応・答え
① 導入 （オープニング）		
② 気持ち，背景		
③ 食生活		
④ 行動変容の 　準備性		
⑤ 終了 （クロージング）		

【患者役からのフィードバックの内容】

9章　臨床の場における栄養カウンセリング

【振返りシート（各グループの入院時初回面接）】　（クラス全員が記入）

ロールプレイを観察しながら，次の表に記入しましょう．

自分たちが発表グループの場合は，自己評価と感想を記入しましょう．

グループ	チェック（管理栄養士実習生役の態度に対して）	感想，気づいた点
1 実習生役 （　　）	□マナー（入退室時のあいさつ，服装，言葉遣いなど） □開かれた質問 □傾聴 □共感的コミュニケーション □食生活・食行動に関する情報収集 □準備性（行動変容ステージ）の把握 □次回面接の約束 □制限時間の遵守	
2 実習生役 （　　）	□マナー（入退室時のあいさつ，服装，言葉遣いなど） □開かれた質問 □傾聴 □共感的コミュニケーション □食生活・食行動に関する情報収集 □準備性（行動変容ステージ）の把握 □次回面接の約束 □制限時間の遵守	
3 実習生役 （　　）	□マナー（入退室時のあいさつ，服装，言葉遣いなど） □開かれた質問 □傾聴 □共感的コミュニケーション □食生活・食行動に関する情報収集 □準備性（行動変容ステージ）の把握 □次回面接の約束 □制限時間の遵守	
4 実習生役 （　　）	□マナー（入退室時のあいさつ，服装，言葉遣いなど） □開かれた質問 □傾聴 □共感的コミュニケーション □食生活・食行動に関する情報収集 □準備性（行動変容ステージ）の把握 □次回面接の約束 □制限時間の遵守	
5 実習生役 （　　）	□マナー（入退室時のあいさつ，服装，言葉遣いなど） □開かれた質問 □傾聴 □共感的コミュニケーション □食生活・食行動に関する情報収集 □準備性（行動変容ステージ）の把握 □次回面接の約束 □制限時間の遵守	
6 実習生役 （　　）	□マナー（入退室時のあいさつ，服装，言葉遣いなど） □開かれた質問 □傾聴 □共感的コミュニケーション □食生活・食行動に関する情報収集 □準備性（行動変容ステージ）の把握 □次回面接の約束 □制限時間の遵守	

グループ	チェック （管理栄養士実習生役の態度に対して）	感想，気づいた点
7 実習生役 (　　　)	□マナー（入退室時のあいさつ,服装,言葉遣いなど） □開かれた質問 □傾聴 □共感的コミュニケーション □食生活・食行動に関する情報収集 □準備性（行動変容ステージ）の把握 □次回面接の約束 □制限時間の遵守	
8 実習生役 (　　　)	□マナー（入退室時のあいさつ,服装,言葉遣いなど） □開かれた質問 □傾聴 □共感的コミュニケーション □食生活・食行動に関する情報収集 □準備性（行動変容ステージ）の把握 □次回面接の約束 □制限時間の遵守	

管理栄養士役，記録者をしてみてどのようであったか，感想を記入しましょう．

_____
_____
_____
_____
_____
_____
_____
_____
_____
_____
_____
_____
_____
_____

＊枚数が足りないときは，適宜コピーして使用してください．
　できているときに☑をいれましょう．

9章 臨床の場における栄養カウンセリング

演習2　退院前面接

あなたは，糖尿病専門病院（60床）のA病院で臨地実習中の管理栄養士実習生です．担当している佐藤さんが2日後に退院されることになりました．佐藤さんが退院後に前向きな気持ちで食事療法を続けることができるようにするために，どのような面接を行いますか．

【面接場面2】　日時：退院2日前　午後2時，場所：佐藤さんの病室（2人部屋）

1. **患者情報**　佐藤ふみ子さん，女性，56歳，2型糖尿病　糖尿病教育入院14日目．
2. **担当看護師からの申し送り**

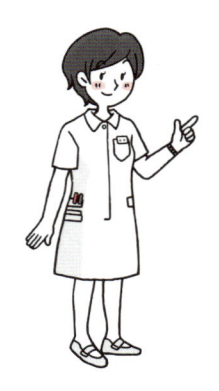

「予定の2週間より2日遅れましたが，退院日が決まり，佐藤さんはとても喜ばれています．入院中は1400 kcalの糖尿病食のみで補食はありませんでした．しかし空腹の訴えが非常に強くなったので栄養課に相談したところ，入院2週目から低エネルギーの副菜（海草とノンオイルドレッシングのサラダなど）が毎食1品追加となり，徐々に訴えが少なくなりました．また，『娘／息子みたいな実習生さんが，食事の配膳時によく声をかけてくれた』と喜ばれていました．

インスリン導入後は，血糖値の日内変動が安定してきました．体重も60 kgに減り，散歩していて体が軽いのを感じるそうです．おうちのことが気になる様子でしたが，娘さんとお孫さん，ご主人も何度か面会に来られ『家のことは何も心配せず，良くなってから帰ってくるように』と励ましておられました．

運動と糖尿病教室は結局1日休まれただけでした．教室では医師が『しめじの心臓』とゴロ合わせで合併症を教えていたのを，『神経障害，目の失明，腎症，脳卒中，心臓病のことなのね．どれも嫌だわ』と早速覚えていらっしゃいました．退院したら，今度こそ生活を正して，『しめじの心臓』にならずに孫と楽しく遊びたい，とやる気を見せておられます．」

1. 佐藤さんの行動変容の準備性（行動変容ステージ）は，初回面接時からどのように変化しましたか．

2. 佐藤さんの現在の準備性や，初回面接で得た情報などから，退院時面接を計画しましょう．

3. 指導管理栄養士からは，「退院後の（食）行動目標を入院中に決めることも，栄養指導の目的の1つ」といわれています．具体的で，比較的短期に効果が出そうな行動目標をいくつか考えておきましょう．

4. 佐藤さんが退院後に食べすぎないために，どのような行動変容技法やアドバイスが有効ですか．いくつか候補を考えておきましょう．治療との兼ね合いや実行可能性（食環境など）を考え，優先順位をつけましょう．

以上について，「退院前面接　整理シート」（p.91参照）に記入します．

1. 臨床の場における栄養カウンセリングの特徴

【退院前面接　整理シート】　〔　　〕グループ

グループワーク役割	リーダー（進行役）〔　　　　　〕
ロールプレイ役割	管理栄養士実習生役〔　　　〕，患者役〔　　　〕，記録係：実習生役以外の班員全員

項　目	中項目	内　容
1. 気持ちの変化	初回面接時	（　　　　　　　　　　　　　　　　　　　　　　　　　　）
	今回	（　　　　　　　　　　　　　　　　　　　　　　　　　　） ・佐藤さん本人に今の気持ちを話してもらうために，どのような質問をしますか． （　　　　　　　　　　　　　　　　　　　　　　　　　　）
2. 行動変容の準備性 （行動変容ステージ）の変化	初回面接時	（　　　　　　　　）期
	今回	（　　　　　　　　）期
3. 行動目標	優先順位順	1. 2. 3.
4. 退院後の過食を防ぐための行動変容技法とアドバイス	優先順位順	1. 2. 3.
5. 教材等	必要な事項には □にチェック入れる	□食品交換表（新版） □糖尿病食の献立 □食品交換表のカラーポスター（冷蔵庫貼付用） □食事記録表（次回の外来栄養指導用） □栄養課に立ち寄り，次の外来時栄養指導の予約をしていただくよう伝える □その他（　　　　　　　　　　　　　　　　　　　　）

入院時初回面接と同様の手順で，練習およびロールプレイを行います．

9章 臨床の場における栄養カウンセリング

【面接の記録】　〔　　〕グループ

場面	管理栄養士実習生役の動作や質問	患者役の反応，答え
① 導入 （オープニング）		
② 気持ちの変化		
③ 行動目標		
④ 過食を防ぐための行動変容技法とアドバイス		
⑤ 終了 （クロージング）		

【患者役からのフィードバックの内容】

【各グループの退院前面接　振返りシート】（クラス全員が記入）

ロールプレイの観察者として，次の表に記入しましょう．

自分たちが発表グループの場合は，自己評価と感想を記入しましょう．

グループ	チェック　（管理栄養士実習生の態度に対して）	感想・気づいた点
1 実習生役 （　　）	□マナー（入退室のあいさつ，服装・言葉遣いなど） □2回目の面接の目的を告げる □開かれた質問 □傾聴 □共感的コミュニケーション □前向きな気持ちになったことをほめる □退院後の疑問や不安に答える □行動目標の適切さ □過食を防ぐ，行動変容技法・アドバイスの適切さ □クロージング（よい終わり方）	
2 実習生役 （　　）	□マナー（入退室のあいさつ，服装・言葉遣いなど） □2回目の面接の目的を告げる □開かれた質問 □傾聴 □共感的コミュニケーション □前向きな気持ちになったことをほめる □退院後の疑問や不安に答える □行動目標の適切さ □過食を防ぐ，行動変容技法・アドバイスの適切さ □クロージング（よい終わり方）	
3 実習生役 （　　）	□マナー（入退室のあいさつ，服装・言葉遣いなど） □2回目の面接の目的を告げる □開かれた質問 □傾聴 □共感的コミュニケーション □前向きな気持ちになったことをほめる □退院後の疑問や不安に答える □行動目標の適切さ □過食を防ぐ，行動変容技法・アドバイスの適切さ □クロージング（よい終わり方）	
4 実習生役 （　　）	□マナー（入退室のあいさつ，服装・言葉遣いなど） □2回目の面接の目的を告げる □開かれた質問 □傾聴 □共感的コミュニケーション □前向きな気持ちになったことをほめる □退院後の疑問や不安に答える □行動目標の適切さ □過食を防ぐ，行動変容技法・アドバイスの適切さ □クロージング（よい終わり方）	
5 実習生役 （　　）	□マナー（入退室のあいさつ，服装・言葉遣いなど） □2回目の面接の目的を告げる □開かれた質問 □傾聴 □共感的コミュニケーション □前向きな気持ちになったことをほめる □退院後の疑問や不安に答える □行動目標の適切さ □過食を防ぐ，行動変容技法・アドバイスの適切さ □クロージング（よい終わり方）	

9章　臨床の場における栄養カウンセリング

グループ	チェック（管理栄養士実習生の態度に対して）	感想・気づいた点
6 実習生役 （　　）	□マナー（入退室のあいさつ，服装・言葉遣いなど） □2回目の面接の目的を告げる □開かれた質問 □傾聴 □共感的コミュニケーション □前向きな気持ちになったことをほめる □退院後の疑問や不安に答える □行動目標の適切さ □過食を防ぐ，行動変容技法・アドバイスの適切さ □クロージング（よい終わり方）	
7 実習生役 （　　）	□マナー（入退室のあいさつ，服装・言葉遣いなど） □2回目の面接の目的を告げる □開かれた質問 □傾聴 □共感的コミュニケーション □前向きな気持ちになったことをほめる □退院後の疑問や不安に答える □行動目標の適切さ □過食を防ぐ，行動変容技法・アドバイスの適切さ □クロージング（よい終わり方）	
8 実習生役 （　　）	□マナー（入退室のあいさつ，服装・言葉遣いなど） □2回目の面接の目的を告げる □開かれた質問 □傾聴 □共感的コミュニケーション □前向きな気持ちになったことをほめる □退院後の疑問や不安に答える □行動目標の適切さ □過食を防ぐ，行動変容技法・アドバイスの適切さ □クロージング（よい終わり方）	

全体の感想や，自分が面接をするときに気をつけたいことなどを記入しましょう．

_____
_____
_____
_____
_____
_____
_____
_____
_____
_____
_____
_____

＊枚数が足りないときは，適宜コピーして使用してください．
　できているときに☑をいれましょう．

10章

グループカウンセリングを用いた栄養カウンセリング

10章のねらい

- □ 少人数グループの栄養教育をとおして，カウンセリングの特徴を理解する．
- □ グループダイナミクスを活用した，多様な準備性の対象者の行動変容の支援を理解する．
- □ 栄養カウンセリングの基本的技法をグループカウンセリングに応用できる．

1. グループカウンセリングの特徴

　グループカウンセリングの一番の特徴は，**グループダイナミクスを活用**できることです．グループダイナミクスとは，グループのメンバー間でのやりとりのなかで生まれてくるグループのもつ力のことを指します．しかし，全員が満足する情報提供がしにくい，グループになじめないなど，グループカウンセリングのデメリットもあるため，管理栄養士のスキルが問われます．グループカウンセリングのメリットとデメリット（表10-1）を理解したうえで，グループカウンセリングを実施する必要があります．

表10-1　グループカウンセリングのメリットとデメリット

メリット	デメリット
・参加者同士が助け合うため，ソーシャルサポートが増える ・他の参加者をサポートする側にあたることで，本人の行動変容の動機が高まる ・グループの規範が参加者の行動変容を促進させる ・複数人を対象とするため，コストを削減できる	・参加者の個別性が高いと，全員が満足する情報提供がしにくい ・グループの規範が強すぎると，参加者が苦痛を感じる ・グループになじめない参加者が出たり，仲の良い者同士が集まったりして，小グループができやすい

10章 グループカウンセリングを用いた栄養カウンセリング

　グループカウンセリングにおいて，管理栄養士は参加者1人1人のカウンセラーであり，グループのファシリテータでもあります．個をみながら，よいグループをつくっていくためには，個別の栄養カウンセリングの手法にあわせて，グループカウンセリングならではの気をつけなければいけないポイントがあります（表10-2参照）．

　個別の栄養カウンセリングと異なり，グループカウンセリングの参加者は，グループカウンセリングの目的にあわせて集めることができます．たとえば，「はじめて糖尿病と診断された人」や「減量教室の修了者」といったように，テーマを決めて，参加者を募集することで，話題や興味，関心が類似しやすく，カウンセリングが進めやすくなります．人によっては，自分の健康状態などのプライベートな情報を他の人に話すことに抵抗を示す場合もあることから，グループカウンセリングで何を行うのかを募集時に説明し，参加への同意をとっておくことが大切です．1グループの人数は，6人前後が進めやすい人数です．

　グループカウンセリングでは，図10-1のように参加者全員が，管理栄養士の姿をみやすく，声を聞きやすいように机を配置します．教室の最初に，「私の姿がみえますか．声は聞こえますか」と確認をしたのち，グループカウンセリングを始めます．前方がみえない，声が聞こえないなどは，参加者のモチベーションが下がる原因になるので注意が必要です．

　初回のグループカウンセリングでは，グループカウンセリングの目的と概要を説明したあと，ゲーム性を取り入れた自己紹介（例：隣の人を紹介する他者紹介）を行うと場が和みます．あわせて，初回のグループカウンセリングでは，簡単なルール（表10-2）を説明し，参加者の共通認識を

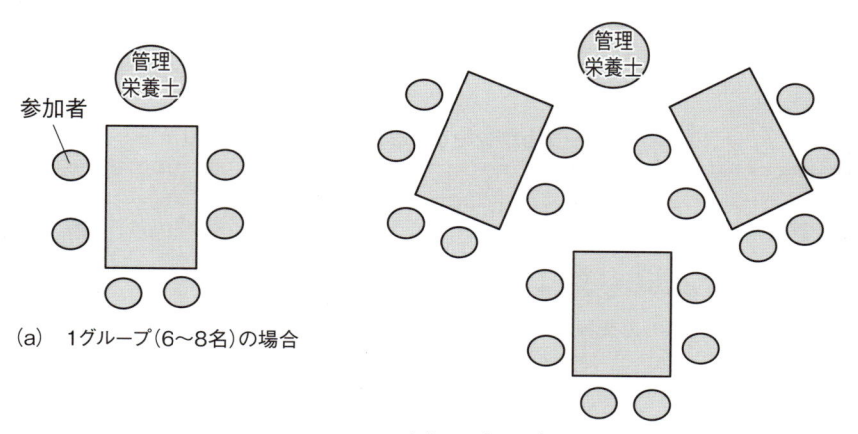

(a)　1グループ（6〜8名）の場合

(b)　2グループ以上（1グループ6名程度）の場合

図10-1　グループカウンセリングの場合の机配置

図ることが大切です．

　グループカウンセリングは，ただ単にグループで話し合うだけでなく，ロールプレイを行い，その内容についてグループで振り返るというように，他の教育技法とあわせて行うこともできます．何か1つの課題をグループで取り組むグループワークを取り入れると，グループダイナミクスが生まれやすくなります．個別対応の必要性が出てきた場合は，グループカウンセリングと並行して個別のカウンセリングを行います．

　評価は，参加者1人1人の変化を評価するほか，グループ全体としての評価も可能です．参加者の変化（例：生活習慣や健康状態の改善といった影響評価や結果評価）だけでなく，グループカウンセリングの参加率や発言の数，セルフヘルプグループの発足といったプロセス評価は，グループダイナミクスが起こったかどうかを把握するための指標になります．

2. グループカウンセリングの流れとポイント

　グループカウンセリングの流れとポイントは表10-2のとおりです．グループであっても，進め方の基本は個別の栄養カウンセリングと同じです．参加者の意見を聞くときは，傾聴の姿勢で聞き，発言内容を受容，要約し，話を進めます．もし，発言のなかに意見を求める質問が含まれている場合，すぐに管理栄養士の意見を述べるのではなく，「みなさんはどうお考えですか」といったように，開かれた質問を用いて，他の参加者に意見を求めると，話が広がり，グループカウンセリングの特長を活かすことができます．同じ状況にいる参加者の体験談や考えは，課題を抱えている参加者の考えを変えたり（**認知再構成**），不安を解消させたりします（**問題解決**）．さらにある参加者の発言が他の参加者のモデリングや強化のマネジメントになり，「自分もやってみよう」という気持ちをもたらし，グループダイナミクスにつながります．

　ただし，行動目標が実行できなかった参加者は，自分に対して否定的になっている場合が多く，成功者の話を聞くことにより，「自分はダメだ」と思い込み，さらにセルフ・エフィカシーを下げる場合もあります．生活習慣の改善にはそれぞれのペースがあることを伝え，自分ができそうだと思う目標を設定するよう伝えます（目標設定，スモールステップ）．

10章　グループカウンセリングを用いた栄養カウンセリング

表10-2　グループカウンセリングのポイント

PDCAサイクル	ポイント
Plan	・グループカウンセリングの目的にそった参加者を集める ・参加してみたいと思うような教室のネーミングを工夫する ・募集時にグループカウンセリングの概要を説明し，同意を得る ・カウンセリングに適した部屋に，机といすを配置する
Do	・管理栄養士の自己紹介を行う ・初回のグループカウンセリングの目的と概要を説明する ・初回のグループカウンセリングでのルールを説明する 　例：他の人が発言しているときは話を聞くこと 　　　他の人の個人情報を絶対に口外しないこと 　　　問題があればいつでも個別対応が可能であること ・ゲーム性を取り入れた自己紹介などで，グループの雰囲気を和らげる（アイスブレイク） ・行動変容に対する準備性について話してもらうため，準備性が把握できる質問を行う ・グループでの話合いだけでなく，他の教育技法をあわせて行う 　例：調理実習，ビデオ視聴，ロールプレイ（困難な場面などを想定し役割を演じる），ブレインストーミング（ある課題に対し，自由に意見をいう），バズセッション（グループで話し合った意見をまとめる） ・個別対応が必要な場合は，並行して行う
Check, Act	・個人の変化とともに，グループ全体の評価も行う ・参加率や発言の数，セルフヘルプグループの発足などは，グループダイナミクスの有無の指標になる

COLUMN　参加者の発言の順番を決めるとき

　グループカウンセリングでは，参加者に自己紹介をしてもらったり，発言してもらったりすることが多くありますが，参加者の人たちに「順番を決めてください」と投げかけると，決めるのに時間がかかってしまうことがあります．とくに，初対面同士のグループでは，管理栄養士が順番を決めるほうがよいでしょう．その方法には，じゃんけんやくじ引きもありますが，誕生日順を使うとアイスブレイクの要素もあり，場が和みます．「お誕生日が一番早いのはどなたですか．生まれた年は関係ありません．お誕生日が一番早い方から始めましょうか」や，「今日は，×月×日ですね．一番最近お誕生日を迎えた方はどなたですか」といった問いかけで順番を決めます．その順番を参加者同士で話し合って決めるようにすると，参加者同士がコミュニケーションをとるきっかけができます．この方法は，ペアを決めるとき（例：自分に一番誕生日が近い人とペアになりましょう）やリーダーを決めるとき（例：お誕生日が今日に一番近い人にリーダーのお仕事をプレゼントしましょうか）などにも使えます．

演習　グループカウンセリング

事例1　糖尿病・食事療法教室

　あなたは糖尿病専門クリニックの管理栄養士です．今日はクリニックが開催する，月に一度の糖尿病患者会の集まりがあります．あなたが担当するのは，糖尿病治療を始めて間もない「ひよこチーム」です．糖尿病の食事療法への不安を取り除き，望ましい食生活を実践するための「目標宣言」を書いてもらうために，グループカウンセリングを行うことにしました．参加者（患者）の特徴は次のとおりです．参加者が「自分のこんなところが血糖値を上げる原因だったんだな〜」「明日から気をつけてみよう」というように，いろいろな気づきがあり，参加して良かったと思える教室を考えてみましょう．

参加者

山本　健一さん　50歳男性　BMI 28 kg/m^2　空腹時血糖 165 mg/dL　HbA1c 7.8%
　他のクリニックでは話を聴いてもらえず食べすぎだと叱られてばかりで，2カ月前に，このクリニックに転院した．1カ月前から食事の最初に野菜をたっぷり食べるようにしている．

後藤　信二さん　62歳男性　BMI 26 kg/m^2　空腹時血糖 145 mg/dL　HbA1c 6.8%
　定年退職後に糖尿病を指摘された．会社の健診では境界型糖尿病と指摘され続けて来たが，放置していた．退職後はほとんど歩くこともなく，家でもじっとしていることが多いので，体重が7 kgも増えてしまった．やせると貧相になるからこのままでよいと考えており，今回もしぶしぶ参加している．

田中　浩さん　60歳男性　BMI 22 kg/m^2　空腹時血糖 135 mg/dL　HbA1c 7.0%
　タクシーの運転手で，食事時間が不規則．食事量は多くはないが夕食が遅く，寝る前に焼酎を飲みながらあられをつまむ．アルコールを飲まないと眠れない気がしており，量が増えてきた．妻から注意され，週1日休肝日をつくって1か月が経っている．

植田　京子さん　61歳女性　BMI 27 kg/m^2　空腹時血糖 180 mg/dL　HbA1c 7.2%
　つき合いで外食を摂ることが多く，最近体重が増加している．パート勤務先の健診で糖尿病を指摘された．糖尿病になったら食べたい物も食べられなくなるとかなり落ち込み，どうにかしなくてはと思っているが，具体的にどうしたらいいかがわからず悩んでいる．

松本　幸子さん　55歳女性　BMI 19 kg/m^2　空腹時血糖 245 mg/dL　HbA1c 8.5%
　10年ぶりに受けた市民健診で糖尿病を指摘された．両親が糖尿病なので，いつか自分も糖尿病になるかもしれないと思ってはいたが，太っていないので大丈夫だろうと健康診断を受けずにいた．最近無性に甘いものが食べたくなり，毎日甘い物を食べている．自覚症状はないし大丈夫だろうと管理栄養士の話には抵抗を示している．

＊HbA1cはNGSP値で表しています．

【演習の準備】

1グループ6人のなかで，管理栄養士役1名と参加者役（患者役）5名を決めます．1グループが6名以上の場合は，役にあたらなかった人は観察者になります．

役　割	演習1回目	演習2回目	演習3回目
管理栄養士役			
山本　健一役			
後藤　信二役			
田中　浩　役			
植田　京子役			
松本　幸子役			

事例1では，演習を3回行います．事例2でも演習を3回行いますので1グループ6名の場合，全員が管理栄養士役を行うことになります．演習の回数や演習の振返り，課題の実施は，カリキュラムや実習時間の長さにより調節してください．

【演習の手順】　＊ロールプレイ：約15分／回，話合い：約15分／回

1. 事例1を読み，管理栄養士役は各参加者の特性を確認し，参加者役はそれぞれの役になりきるためにイメージを自分のなかで確認しましょう．
2. 事例1を読み終わったら，課題1を各自で記入し，演習1回目を始めましょう．
3. 演習1回目の管理栄養士役は，グループカウンセリングのポイント（表10-2参照）を参考に，約3分間で①管理栄養士の自己紹介，②グループカウンセリングの目的と概要を説明，③グループカウンセリングのルールを説明します．
4. 管理栄養士役は，参加者の雰囲気を和らげるためにゲーム性を取り入れたクイズや自己紹介の方法（アイスブレイク）を考えます．自己紹介では，名前だけでなく糖尿病治療を始めて間もない参加者に対して，糖尿病の食事療法に対する準備性をグループカウンセリングにより引きだすための質問を一緒に投げかけます．
5. 参加者役は，管理栄養士役から与えられたクイズや自己紹介を参加者になった気持ちで順番に答えます．
6. 参加者役は，カウンセリングのなかで，事例に書かれている内容を自分なりの言葉で表現します．
7. 演習1回目が終わったら，演習1回目の振返りシートに記入し，管理栄養士役に対して，全員でフィードバックを行います．そして，演習前に書いた課題1の内容について，グループで話し合います．
8. 参加者役について，みんなで共通認識を持ったのち，ロールプレイの管理栄養士役を変えて，演習2回目を行います．
9. 演習2回目が終わったら，同様に，演習2回目の振返りシートに記入し，管理栄養士役に対して，全員でフィードバックを行います．
10. さらに，課題2（ステージを考慮したカウンセリングの工夫）を記入し，演習3回目に向けて，みんなで話し合います．ロールプレイの管理栄養士役を変えて，演習3回目を行います．演習3回目が終わったら，演習3回目の振返りシートを記入し，管理栄養士役に対して，全員でフィードバックを行います．
11. 最後に，課題3（グループダイナミクスを利用した準備性を高める方法）について全員で話し合います．

2. グループカウンセリングの流れとポイント

【課題】グループカウンセリングのロールプレイ

1. 参加者5名の行動変容の準備性を行動変容ステージで考えると，どのステージにいるでしょうか．また，そのステージにいると思ったのはなぜなのか，このステージを選んだ理由を話し合い，下の表に記入しましょう．

	行動変容ステージ	このステージを選んだ理由
山本さん		
後藤さん		
田中さん		
植田さん		
松本さん		

2. 1で考えた参加者5名の行動変容ステージを考慮して，グループカウンセリングを行ううえで気をつける点や工夫点を，それぞれの参加者についてグループで意見を出し合い，下の表に記入しましょう．

	気をつける点	工夫点
山本さん		
後藤さん		
田中さん		
植田さん		
松本さん		

3. グループダイナミクスを利用して，参加者グループ全体の準備性を高めるには，どのようなカウンセリングが有効でしょうか．話し合いましょう．

4. 管理栄養士役，参加者役に分かれて，グループでロールプレイしてみましょう．
5. ロールプレイを行ったあと，次ページの振返り用シートに記入しましょう．自分が管理栄養士役，参加者役になったときは，自己評価や感想・気づきを記入しましょう．

10章 グループカウンセリングを用いた栄養カウンセリング

【振返りシート】

発表グループ	チェック（管理栄養士の態度に対して）	感想・気づきメモ
演習1回目 管理栄養士役 （　　　　） 参加者役 山本さん： 後藤さん： 田中さん： 植田さん： 松本さん：	□教室参加へのねぎらいの言葉かけはできているか □にこやかにしているか □職種を含めた自己紹介をしているか □グループカウンセリングの目的と概要をわかりやすく説明しているか □グループカウンセリングのルールをわかりやすく説明できているか □グループの雰囲気を和らげる努力をしているか □相手の名前を確認し、話の中でその名前を使っているか □ゆっくりとわかりやすい言葉、声の大きさで話しているか □参加者の言うことを良く聴いているか（傾聴）	
演習2回目 管理栄養士役 （　　　　） 参加者役 山本さん： 後藤さん： 田中さん： 植田さん： 松本さん：	□教室参加へのねぎらいの言葉かけはできているか □にこやかにしているか □職種を含めた自己紹介をしているか □グループカウンセリングの目的と概要をわかりやすく説明しているか □グループカウンセリングのルールをわかりやすく説明できているか □グループの雰囲気を和らげる努力をしているか □相手の名前を確認し、話の中でその名前を使っているか □ゆっくりとわかりやすい言葉、声の大きさで話しているか □参加者の言うことを良く聴いているか（傾聴） □参加者に共感しているか □参加者を励ましているか □参加者の努力をほめているか □参加者の疑問に答えているか	
演習3回目 管理栄養士役 （　　　　） 参加者役 山本さん： 後藤さん： 田中さん： 植田さん： 松本さん：	□教室参加へのねぎらいの言葉かけはできているか □にこやかにしているか □職種を含めた自己紹介をしているか □グループカウンセリングの目的と概要をわかりやすく説明しているか □グループカウンセリングのルールをわかりやすく説明できているか □グループの雰囲気を和らげる努力をしているか □相手の名前を確認し、話の中でその名前を使っているか □ゆっくりとわかりやすい言葉、声の大きさで話しているか □参加者の言うことを良く聴いているか（傾聴） □参加者に共感しているか □参加者を励ましているか □参加者の努力をほめているか □参加者の疑問に答えているか □行動目標をうまく設定できたか □カウンセリングの終わりに参加へのねぎらいの言葉があったか	

できているときに☑をいれましょう．

事例2　メタボ改善教室

　あなたは、○○社健康保険組合の管理栄養士です。3カ月間のメタボ改善教室を終了してから、3カ月が過ぎました。今日は、教室終了後も各参加者が立てた目標の習慣化を支援することを目的に開催しているフォローアップ教室の日です。教室終了後に、さらに体重が減った人、体重を維持している人、リバウンドしてしまった人などがおり、各参加者の特徴は次のとおりです。次の健診までには、まだ時間はあります。次の健診までに、参加者がこれからどうしたらよいのかを十分に考えることができるような、グループカウンセリングを考えましょう。

参加者

岡田　昭雄さん　59歳男性　教室開始時体重 68 kg　教室終了時 65 kg　現在 64 kg
　定年退職を迎える前に減量を成功させ、定年後は元気に旅行や趣味を楽しみたいと教室参加には前向きだった。教室終了後も毎日朝晩に体重測定をして、グラフ化も継続している。また、歩かないとすっきりしない感じがするため、1日30分のウォーキングを6カ月間継続している。

河村　五郎さん　50歳男性　教室開始時体重 72 kg　教室終了時 71 kg　現在 74 kg
　単身赴任中で、食事は外食が多い。教室に参加中は、油料理を控えエネルギーを調整していた。教室終了後は体重を測らなくなり、最近は食欲にまかせて食べすぎることも多い。若い部下との食事会が多く、から揚げや天ぷらを遅い時間に食べてしまう。ズボンのウエストがきつくなり、「やばいな」と思ったので、最近少し控えるようにはしている。

川口　孝則さん　45歳男性　教室開始時体重 65 kg　教室終了時 63 kg　現在 65 kg
　営業の仕事なので、1日1万歩以上を目標に歩いていた。教室が終了してから営業から内勤へ異動。加えて、車通勤なのでほとんど歩かなくなった。最近は忙しくて歩数をチェックしていない。体重を測っていないが、少しずつ増えてきている感じがしている。夕食後に歩こうかと思ってはいるが、帰宅時間が遅く、疲れているためすぐに寝てしまう。

広瀬　忠信さん　52歳男性　教室開始時体重 78 kg　教室終了時 77 kg　現在 75 kg
　仕事のストレスからの暴飲暴食で体重が増加し、教室に参加して炭水化物を減らすようにいわれたが、なかなか難しかった。教室終了後に職場の部署が変わり、仕事のストレスからも解放された。過食が減り、食堂のご飯を丼から小さい茶碗1杯に変えて3カ月になる。

池田　孝志さん　55歳男性　教室開始時体重 82 kg　教室終了時 80 kg　現在 78 kg
　1年で体重が5 kg増えてしまい、血糖値や血圧も高くなったので、どうにかしてやせたいと思い教室に参加した。教室終了後から、食事量を八分目にしてさらに2 kg減量できた。最近では、腹八分目の量で十分満足できるようになっている。今月病院に行ったところ、血圧と血糖値がかなりよくなっていた。

10章 グループカウンセリングを用いた栄養カウンセリング

【演習の準備】

1グループ6人のなかで,管理栄養士役1名と参加者役5名を決めます.1グループが6名以上の場合は,役にあたらなかった人は観察者になります.

役　　割	演習1回目	演習2回目	演習3回目
管理栄養士役			
岡田　昭雄役			
河村　五郎役			
川口　孝則役			
広瀬　忠信役			
池田　孝志役			

【演習の手順】　＊ロールプレイ：約15分/回,話合い：約15分/回

1. 事例2を読み,管理栄養士役は参加者の特性を確認し,参加者役はそれぞれの役になりきるためにイメージを自分のなかで確認しましょう.
2. 事例2を読み終わったら,課題1を各自で記入し,演習1回目を始めましょう.
3. 演習1回目の管理栄養士役は,グループカウンセリングのポイント(表10-2)を参考に,約3分間で①管理栄養士の自己紹介,②グループカウンセリングの目的と概要を説明,③グループカウンセリングのルールを説明します.
4. 管理栄養士役は,参加者の雰囲気を和らげるためにゲーム性を取り入れたクイズ(アイスブレイク)や教室終了後の経過報告のしてもらい方を考えます.そのときに3カ月間の教室を終了後3カ月が過ぎた参加者に,その後の気持ちの変化や行動変容・準備性をグループカウンセリングのなかで引きだすための質問を投げかけます.
5. 参加者役は,管理栄養士役から与えられたクイズや質問について,参加者になった気持ちで順番に答えます.
6. 参加者役は,カウンセリングのなかで,事例に書かれている内容を自分なりの言葉で表現します.
7. 演習1回目が終わったら,演習1回目の振返りシートを記入し,管理栄養士役に対して,全員でフィードバックを行います.そして,演習前に書いた課題1の内容について,グループで話し合います.
8. 参加者役について,みんなで共通認識をもったあと,ロールプレイの管理栄養士役を変えて,演習2回目を行います.
9. 演習2回目が終わったら,同様に,演習2回目の振返りシートを記入し,管理栄養士役に対して,全員でフィードバックを行います.
10. さらに,課題2(河村さんと川口さんの課題解決について)を記入し,演習3回目に向けて,みんなで話し合います.ロールプレイの管理栄養士役を変えて,演習3回目を行います.演習3回目が終わったら,演習3回目の振返りシートを記入し,管理栄養士役に対して,全員でフィードバックを行います.
11. 最後に,課題3(グループ全体が行動目標の習慣化を行うために有効なこと)について,全員で話し合います.

2. グループカウンセリングの流れとポイント

【課題】 グループカウンセリングのロールプレイ

1. 5名の行動変容の準備性を行動変容ステージで考えると，どのステージにいるでしょうか．また，そのステージにいると思ったのは，なぜなのか理由を話し合い，下の表に記入しましょう．

	行動変容ステージ	このステージを選んだ理由
岡田さん		
河村さん		
川口さん		
広瀬さん		
池田さん		

2. 河村さんと川口さんは，教室参加中の行動をうまく継続できていません．その理由と，2人の問題を解決するための工夫点を，グループで意見を出し合い，下の表に記入しましょう．

	行動が継続できていない理由（行動の障害）	解決のための工夫
河村さん （外食の油料理を控えていた）		
川口さん （1日1万歩以上歩いていた）		

3. グループダイナミクスを利用して，河村さんと川口さんだけでなく，グループ全体が行動目標の習慣化を行っていくためには，どのようなカウンセリングが有効でしょうか．グループで話し合いましょう．

4. 管理栄養士役，参加者役に分かれて，グループでロールプレイしてみましょう．
5. ロールプレイを行ったあと，次ページの振返りシートに記入しましょう．自分が管理栄養士役，参加者役になったときは，自己評価や感想・気づきを記入しましょう．

10章　グループカウンセリングを用いた栄養カウンセリング

【振返りシート】

発表グループ	チェック（管理栄養士の態度に対して）	感想・気づきメモ
演習1回目 管理栄養士役 （　　　　　） 参加者役 岡田さん： 河村さん： 川口さん： 広瀬さん： 池田さん	□教室参加へのねぎらいの言葉かけはできているか □にこやかにしているか □職種を含めた自己紹介をしているか □グループカウンセリングの目的と概要をわかりやすく説明しているか □グループカウンセリングのルールをわかりやすく説明できているか □グループの雰囲気を和らげる努力をしているか □相手の名前を確認し、話の中でその名前を使っているか □ゆっくりとわかりやすい言葉、声の大きさで話しているか □参加者の言うことを良く聴いているか（傾聴）	
演習2回目 管理栄養士役 （　　　　　） 参加者役 岡田さん： 河村さん： 川口さん： 広瀬さん： 池田さん	□教室参加へのねぎらいの言葉かけはできているか □にこやかにしているか □職種を含めた自己紹介をしているか □グループカウンセリングの目的と概要をわかりやすく説明しているか □グループカウンセリングのルールをわかりやすく説明できているか □グループの雰囲気を和らげる努力をしているか □相手の名前を確認し、話の中でその名前を使っているか □ゆっくりとわかりやすい言葉、声の大きさで話しているか □参加者の言うことを良く聴いているか（傾聴） □参加者に共感しているか □参加者を励ましているか □参加者の努力をほめているか □参加者の疑問に答えているか	
演習3回目 管理栄養士役 （　　　　　） 参加者役 岡田さん： 河村さん： 川口さん： 広瀬さん： 池田さん	□教室参加へのねぎらいの言葉かけはできているか □にこやかにしているか □職種を含めた自己紹介をしているか □グループカウンセリングの目的と概要をわかりやすく説明しているか □グループカウンセリングのルールをわかりやすく説明できているか □グループの雰囲気を和らげる努力をしているか □相手の名前を確認し、話の中でその名前を使っているか □ゆっくりとわかりやすい言葉、声の大きさで話しているか □参加者の言うことを良く聴いているか（傾聴） □参加者に共感しているか □参加者を励ましているか □参加者の努力をほめているか □参加者の疑問に答えているか □行動目標をうまく設定できたか □カウンセリングの終わりに参加者へのねぎらいの言葉があったか	

できているときに☑をいれましょう．

11章

電話や電子メールによる支援

11章のねらい

□ 電話や電子メールを用いた栄養カウンセリングの特徴を理解する.
□ 非対面のカウンセリングにおいて配慮すべきマナーなどを,演習を通じて身につける.
□ 栄養カウンセリングの基本的技法を電話や電子メールによる支援に応用できる.

1. 電話や電子メールによる支援の特徴

　相談者の行動変容を継続的にサポートするために,電話や電子メール(以下メール)による支援が行われることがあります.たとえば,特定保健指導の**積極的支援**では,初回面接後のサポートとして電話やメール(あるいは手紙)を用いて,3カ月以上の継続的な支援が行われており,保健指導を行う専門職として管理栄養士もかかわっています.

　図11-1のように,積極的支援では,初回面接で相談者本人が生活習慣を振り返り行動目標を設定することを支援しますが,一度面接してそれきりでは,徐々に記憶もやる気も薄れていってしまいます.そのため,**初回面接**のあとに少し時間を置いて,電話やメールで,相談者が設定した行動目標が実行(継続)できるようにコンタクトをとります.その内容は,決めた行動目標を開始しているかどうか,開始している場合は継続できているかどうか,現在の体重,体調や気分はどうかといったアセスメントを行うとともに,行動が実行・継続しやすいように専門家としてアドバイスします.

　また,行動が実行・継続できていない場合は,その理由の確認や行動目標の見直しなどを行います(図11-1).

　一般的に,電話やメールによる支援は,対面での支援と比べると次のよ

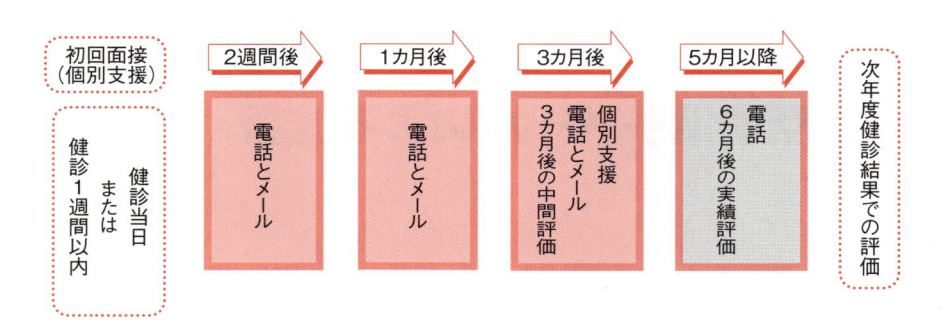

図 11-1　積極的支援の例：面接・電話・メール（手紙）を組み合わせた例
厚生労働省　標準的な健診・保健指導プログラム（令和6年度版）より筆者作成．

うなメリットがあります．
① 相談者に面接場所まで足を運んでもらう必要がない
② 相談者の都合にあわせて，職場や自宅にアクセスできる
③ 短時間で行える（とくに電話の場合）
④ 支援側の労力が少なく済む
⑤ 経済的である

　その一方で，非対面のため，相手の表情や反応がわかりづらい，メールの場合は相談者が読んでいるかどうかがわからない，などのデメリットもあります．

　さらに，電話やメールにはそれぞれに特有のマナーがあり，失礼にならないようにする必要もあります．ここでは，電話とメールによる支援方法やコミュニケーションのとり方について学ぶとともに，基本的なマナーを身につけることを目的とした演習を行います．

2. 演習：電話やメールによる支援

　特定保健指導で初回面接を行った相談者に対し，2週間後に電話とメールによる支援を行うという設定で演習します．次の図は，支援のプログラムの一例ですが，この図を見て，全体の流れとどの部分の演習を行うのかということをイメージしましょう．

2. 演習：電話やメールによる支援

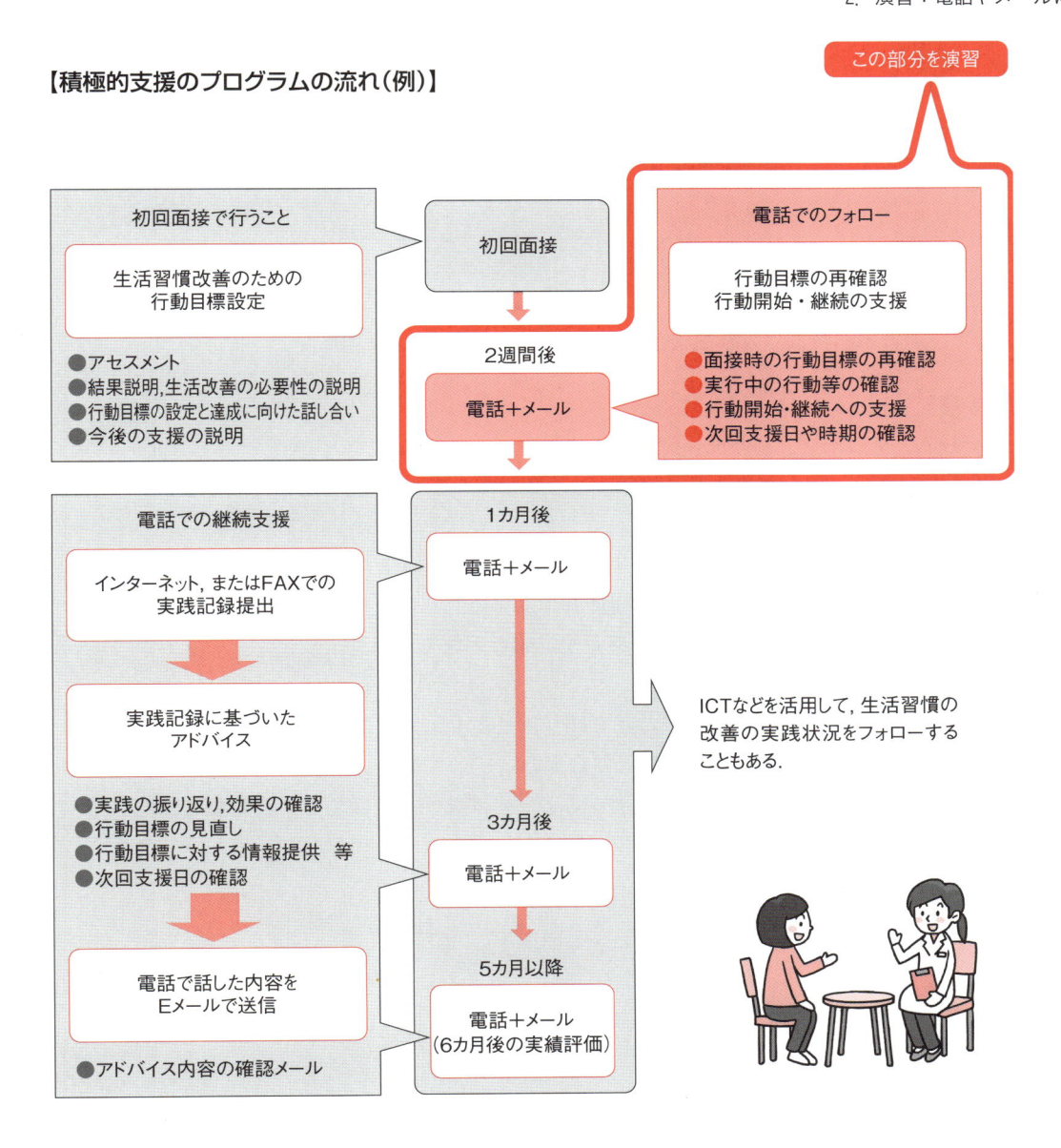

【積極的支援のプログラムの流れ（例）】

```
初回面接で行うこと
┌─────────────────┐
│ 生活習慣改善のための │
│   行動目標設定     │
└─────────────────┘
● アセスメント
● 結果説明, 生活改善の必要性の説明
● 行動目標の設定と達成に向けた話し合い
● 今後の支援の説明
```

→ 初回面接

↓

2週間後
電話＋メール

← **電話でのフォロー**（この部分を演習）
行動目標の再確認
行動開始・継続の支援
- 面接時の行動目標の再確認
- 実行中の行動等の確認
- 行動開始・継続への支援
- 次回支援日や時期の確認

↓

1カ月後
電話＋メール

```
電話での継続支援
┌─────────────────┐
│ インターネット, またはFAXでの │
│   実践記録提出     │
└─────────────────┘
         ↓
┌─────────────────┐
│ 実践記録に基づいた  │
│    アドバイス      │
└─────────────────┘
● 実践の振り返り, 効果の確認
● 行動目標の見直し
● 行動目標に対する情報提供 等
● 次回支援日の確認
         ↓
┌─────────────────┐
│ 電話で話した内容を  │
│  Eメールで送信     │
└─────────────────┘
● アドバイス内容の確認メール
```

↓

3カ月後
電話＋メール

↓

5カ月以降
電話＋メール
（6カ月後の実績評価）

⇒ ICTなどを活用して, 生活習慣の改善の実践状況をフォローすることもある.

【演習の準備】

グループのなかで，管理栄養士役と相談者，観察（記録）係を決めます．

電話による支援	ロールプレイ		観察・フィードバック係			
	管理栄養士役	相談者役				
ペア1						
ペア2						

＊ペアの数，演習の回数は，カリキュラムや実習時間の長さにより調節してください．

【演習の手順】

1. 事例を読み，グループで初回面接後の電話によるフォローアップの内容を確認します．
2. 約5分間の電話で，何をどのように確認したり話をするのか，電話メモを作成しましょう．
3. 作成した電話メモに基づき，管理栄養士役と相談者役がペアになってロールプレイをします（事前に何度か練習したあとで，観察者の班員の前でロールプレイをします）．
4. ロールプレイ終了後に，相談者役や観察者が感想などを管理栄養士役にフィードバックします．
5. ロールプレイのペアを変えて，同じことを繰り返します．

（実習時間が短い場合は，6.の項目は省略してもよい）

6. 管理栄養士役のうち，相談者役，観察者からの評価が高かった数名を，自薦または他薦で選び，今度はクラス全員の前でロールプレイをします．

演習1　電話による支援

　あなたは，○○医療法人△△健診センターの管理栄養士です．この健診センターでは，いくつかの企業の健保組合からの委託で，特定健診と保健指導を行っており，あなたの仕事は，受診者への初回面接とその後の電話とメールによる支援です．2週間前に初回面接を行った，○◆商事の鈴木さんにこれから電話をするところです．

【相談者情報】

鈴木コージ，52歳・男性　（営業部 次長）

家　　族：妻（50歳），息子2人（25歳・社会人，21歳・大学生）と郊外の住宅で4人家族．

デ ー タ：身長 162 cm，体重 78 kg，腹囲 93 cm，血圧と LDL コレステロールは高値．HbA1c は年々上がってきているが基準範囲内．喫煙歴なし，飲酒は毎日ビールを 1,000 mL．

背　　景：3年前営業部に配属後，取引先との会食が増加．毎年，体重の最高記録を更新しており，部下に「小さな巨人」というニックネームをつけられた．しかし本人は意外に気に入っている．実の兄が2型糖尿病を発症しているので，健診結果で血糖値は気になるが，他の検査データにはまるで興味がない．腹囲なんて健康に関係があるはずないと考えている（大相撲のファンでもある）．会社の売り上げが伸びるなか残業も増えているが，とくに疲れを感じることもなく毎日元気に働いている．

食　　事：朝食は食べない．昼食は会社の近くや出張先で外食をする．寿司や麺類が多い．夕食は，取引先や部内スタッフとの会食（飲酒を伴う）が多いが，家で食べるときは，帰宅後，11時台に妻がつくった夕食のおかずを肴に，ビール 500 mL 缶を2本毎日飲む．外食も家での食事も，おなかいっぱいになるまで食べなければ満足できないほうである．間食やソフトドリンクはとっていない．

運　　動：平日は通勤中で往復30分程度歩くくらいで決まった運動はしていない．週末は，1日はゴルフに行き，もう1日は家でごろごろしている．

睡　　眠：睡眠時間は6時間（午前0〜6時）だが，不足は感じていない．妻に，最近いびきがひどくなったといわれる．

ストレス：明るく何事にもこだわらない性格なので，とくにこれといった悩みはない．

11章　電話や電子メールによる支援

【初回面接で決めた行動目標】

鈴木さんの行動目標（本人作成）
1. 腹9分目でお箸とさようなら
2. 休日はゴルフ以外にも運動を
3. 低カロリーのビールにチェンジ!!

> これくらいなら，周囲に気をつかわせずに，自分でひそかにやれそうですかね．社内であまりダイエットをやってるって思われたくないんですよ．

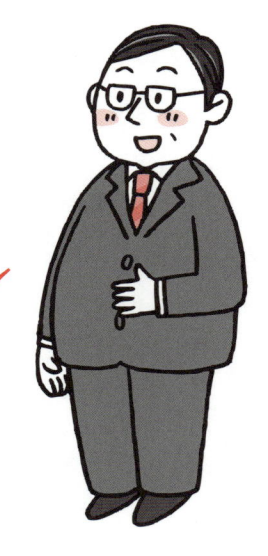

【電話支援の内容（5分間）】
① 行動目標や開始日の確認
② 行動の実行・継続の支援
　（それぞれの行動目標がどの程度まで達成できているかは，各グループで決めてください）
③ 鈴木さんからの相談（困ったことがあれば）に答える
④ 今回の電話の記録を，後日メールで送ることを伝える．
⑤ 次回の電話の日時を伝える．

【ロールプレイ後の振返りシート】（気づきや感想を記入しましょう）

管理栄養士役をしたとき	
鈴木さん役をしたとき	
観察者をしたとき	

3. 電話をかける

　最近は Zoom などで相手の顔を見ながらのビデオ通話も可能になっていますが，本書では，一般電話（有線）の使用を想定して実習します．顔のみえない相手に，失礼のないよう，相手の都合やマナーに配慮しながら上手に電話をかけるにはどうすればよいでしょうか．

【電話をかける際のポイント】

☐ かける前に用件を書き出しておく

　用件について内容を整理し，必要なことをメモしておきましょう．

　必要な資料はすぐみられるように手元に用意して，相手に伝える内容や確認したいこと，質問されそうなことの回答など，要領よく話すための準備をしましょう．

☐ 時間帯をチェックする

　勤務時間内で，先方が忙しくない時間帯を選んでかけましょう．

　勤務時間は 8：30 〜 17：30 が一般的ですが，始業直後・終業間近・昼休み（11：30 〜 13：30）は避けるほうが無難です．初回面接時に「かけてよい時間帯」をあらかじめ尋ねておくとよいでしょう．

　不在時に何度も電話をかけるよりも，電話に出た人に「何時頃にお電話すればよろしいでしょうか」と取り次いでもらえる日時を尋ねましょう．

【電話をかける手順】

☐ 相手が出た場合，自分の名前（所属，職種，氏名），用件を伝えます

　明るくはっきりした声で所属と職種，氏名と用件を告げます．

　「私（わたくし），●●健診センター管理栄養士の〇〇と申します．2 週間前には面接に来てくださりありがとうございました」

☐ 相手が今話せる状態かどうか確認する

　「本日は▽▽の件でお電話いたしましたが，今，お時間はよろしいでしょうか」

☐ 取次ぎを依頼する場合

　「恐れ入りますが，●●課の△△様をお願いいたします」

☐ 相手が電話に出られない場合は，再度かけなおすことを取次ぎの方に伝える「こちらから改めてお電話いたします」．相手が今すぐ話せない場合，不在でかけなおす場合，いつかけるとよいのかといった，先方の都合を確認しておきましょう．

☐ 電話は基本的にかけたほうが先に切る

　「お忙しいところありがとうございました」とお礼をいい，「では失礼い

たします」と締めくくって，静かに電話を切りましょう（受話器を直接置かないで，手でそっと押さえて切りましょう）．

4. ファクシミリ

相談者のモニタリング用紙に手書きでコメントを書いて返送する場合や，次の面接日時の確認などで，郵便以外にファクシミリを使用することがあります．郵送よりも早く相手に届くのがメリットですが，もし番号を間違えると，個人情報を見知らぬ人に送ってしまうことになります．①あらかじめ相談者にファクシミリで送信してよいか確認し，②FAX番号を確かめ，③万が一誤送信しても支障のないような内容（運動記録表など）を送るようにします．繰り返しますが，個人情報を含むものは，郵送するほうが安全です．ファクシミリには必ず下のような表紙（送り状）をつけますが，送り状のフォーマットは，MSワードの文書作成機能で比較的簡単につくれます．

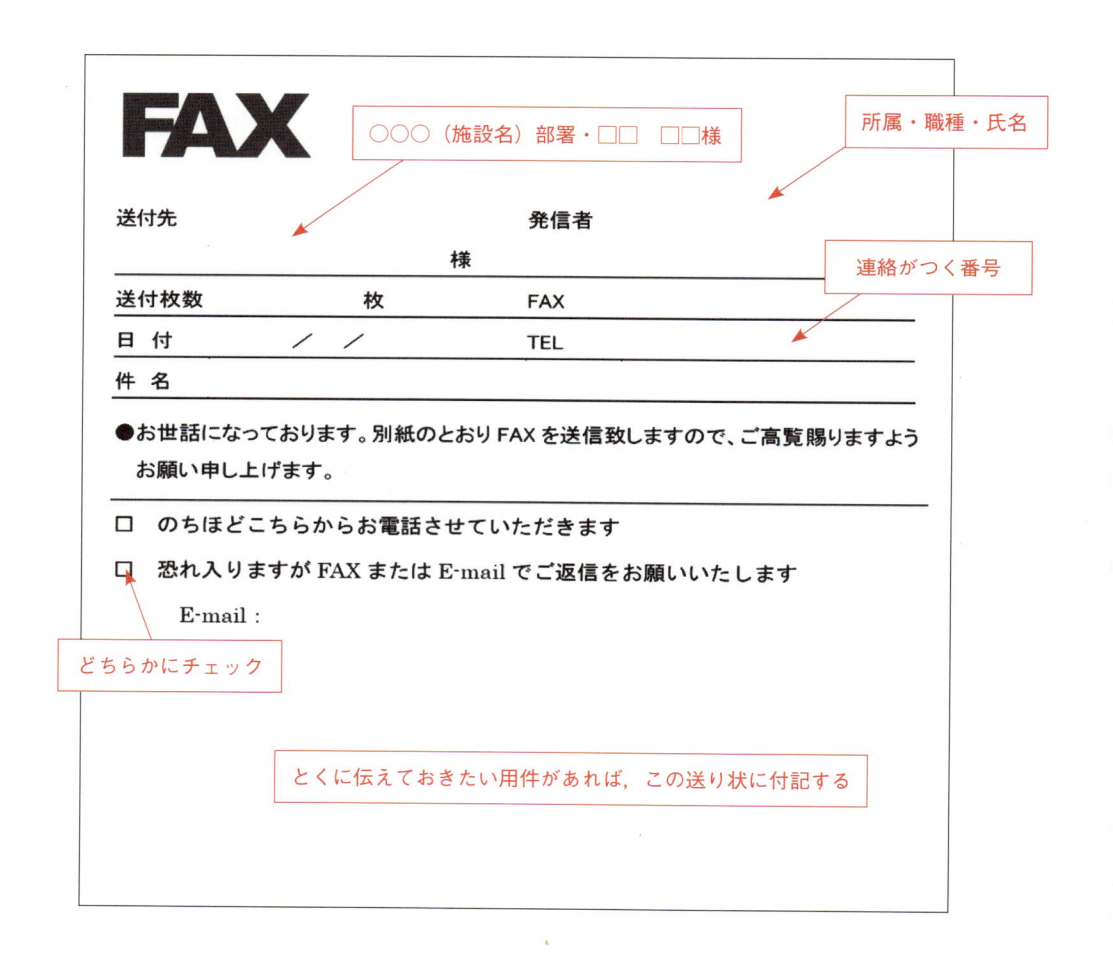

```
FAX

送付先                     発信者
           ○○○（施設名）部署・□□　□□様           所属・職種・氏名
                       様
送付枚数      枚      FAX                        連絡がつく番号
日 付       /  /    TEL
件 名

●お世話になっております．別紙のとおりFAXを送信致しますので，ご高覧賜りますよう
 お願い申し上げます．

□ のちほどこちらからお電話させていただきます
□ 恐れ入りますがFAXまたはE-mailでご返信をお願いいたします
   E-mail :
     ↑どちらかにチェック

     とくに伝えておきたい用件があれば，この送り状に付記する
```

演習2　メールによる支援

　初回面接後の電話内容を鈴木さんが確認し，行動を始める一助としてもらうために，メールを送信します．パソコンのメールソフトを使用して，鈴木さんへのメールを作成しましょう．

【演習の準備】
　発表者1名を決めます．

【演習の手順】
　① グループ全員で，鈴木さんへのメールを作成します．

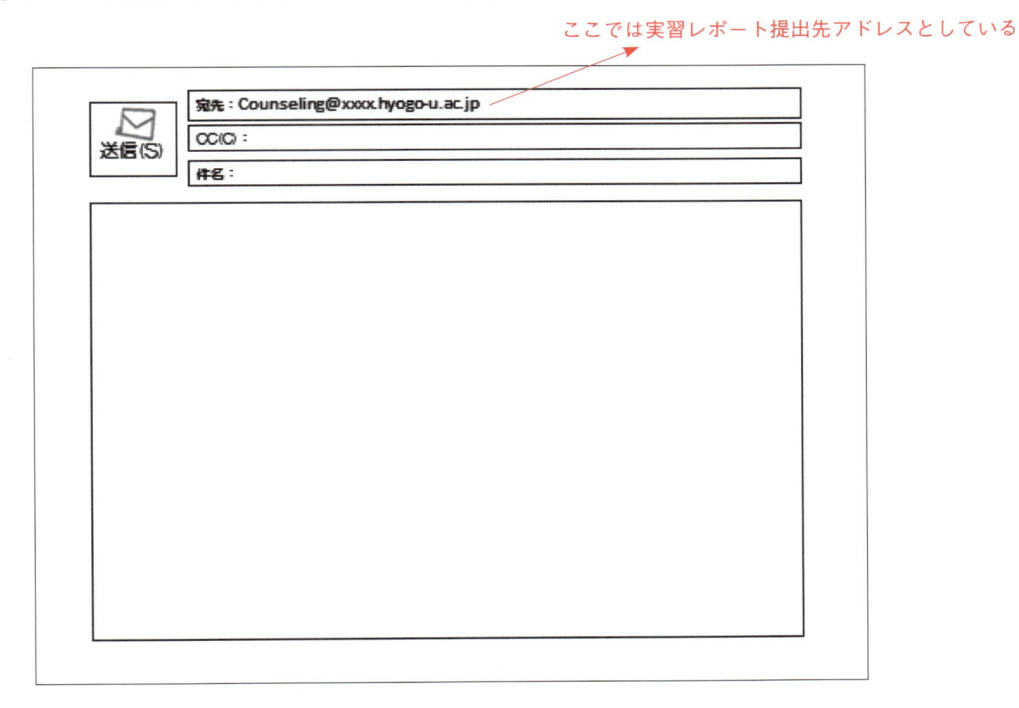

ここでは実習レポート提出先アドレスとしている

宛先：Counseling@xxxx.hyogo-u.ac.jp
CC(C)：
件名：

　② 全グループで作成が終了したら，教員が各グループのメールをプロジェクターで前に映します．
　③ 各グループの発表者が，順にメールを読み上げる方法で発表します．
　④ すべてが終わったところで，全体で意見を出し合います．
　⑤ 教員が，まとめ（講評）を行います．
　⑥ 全体意見や講評を元に，メールを修正します．
　⑦ 振返り：各グループで作成したメールに対する皆からのコメントを次ページの用紙に記録しておきましょう（よい点・改善点とも）．

11章　電話や電子メールによる支援

⑧作成したメール（修正前と修正後）をそれぞれプリントアウト（縮小印刷）して，このページに貼りましょう．

修正前

修正後

学生・教員からのコメントやアドバイス

COLUMN　臨地実習におけるメールのマナー

　送ったメールは，送信者の人格や品格を表します．学生が臨地実習やインターンシップで送信するメールの宛先の多くは，目上の方です．受信者によい印象をもっていただけるよう，これだけは知っておきましょう．

1. 件名をつける

　メールには用件がわかるように件名をつけます．受信者が多くのメールから検索したり，忙しいときに今すぐ読むべきか，あとで読むか区別できるようにするためです．

　　＊スマートフォンからはじめて送られるメールで，件名がなければ，送信者に心あたりがないため迷惑メールと間違われ，削除されてしまう可能性があります．適切な件名をつけましょう．「○○の件：●●大学　管理栄養士実習生」など

2. 本文を書くときのマナー

　① 本文の冒頭に「○○様」や「○○先生」と相手の名前を入れます．「△▽小学校」「○○先生」のように所属と名前を2行に分けて書いてもよいでしょう．

　② あいさつの言葉を入れます．ただし一般の手紙のような時候のあいさつなどの形式や言い回しは必要ありません．「実習では大変お世話になります」などの簡単なあいさつを書きましょう．

　③ 自分の名前を名乗ります．「●●大学　管理栄養士実習生の○○と申します」など．

　④ 必要事項を簡潔に書きます．相手が読みやすい文章を心がけ，1行の文字数は長くなりすぎないように適宜改行しましょう．

　⑤ 締めのあいさつ文を書きましょう（どうぞよろしくお願いいたします，など）．文章を締める言葉を書きましょう．

　⑥ 署名を入れます．誰が出したメールかはっきりさせるために，メールの最後には所属・名前・連絡がつく電話番号などを含む署名を入れましょう（メールソフトの機能として備わっています）．

〔とくに注意すること〕

・メールソフトによっては，使用できない文字があります．以下のような環境依存文字を使うと，受信者は文字化けしたメールを受け取ることがあるので注意しましょう．

　【例】　半角カタカナ　→　ﾒｯｾｰｼﾞ
　　　　丸付き数字　→　①　②
　　　　ローマ数字　→　Ⅰ　Ⅱ
　　　　（　）付き省略文字　→　㈱　㈲
　　　　単位記号　→　㌔　㌖　mm　kg
　　　　1文字にした省略文字　→　㍶　㍿　など．

・書いた内容や表現を確認します．誤字や脱字，変換ミスなどがないよう，送信前には必ず読み返しましょう．

3. ファイル添付をするときに注意すること

　① 提出物や資料などは，添付ファイルとして送信します．

　② 添付するファイルの容量が大きすぎないか注意しましょう．

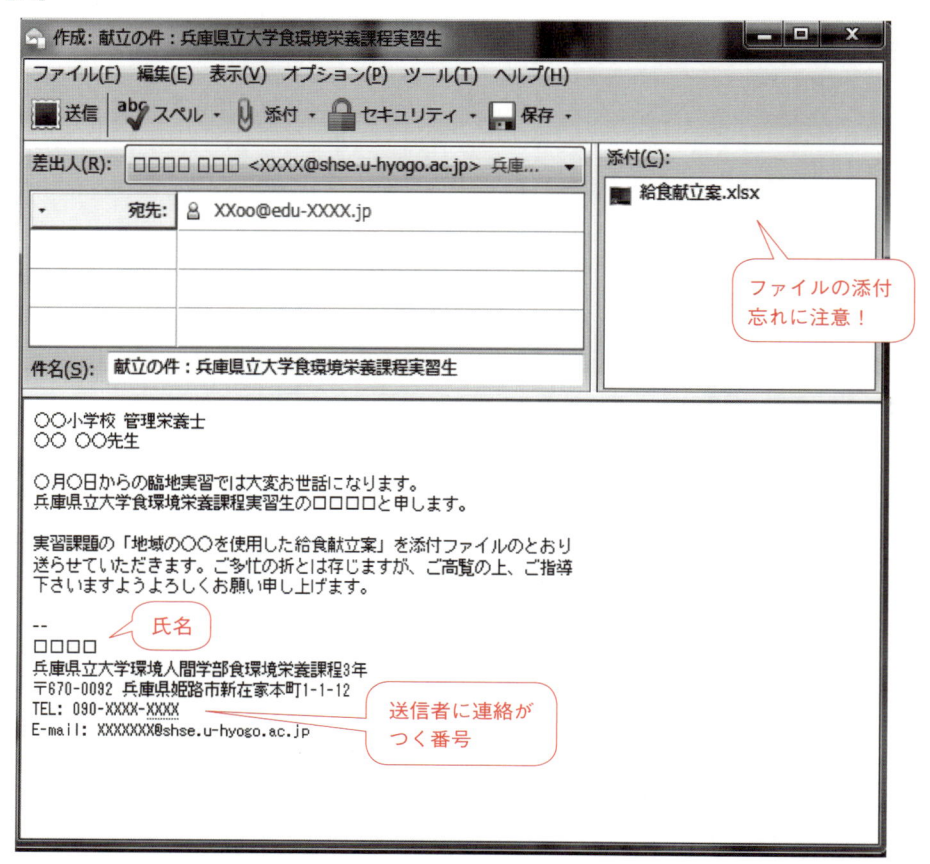

11章 電話や電子メールによる支援

【例】

```
作成：献立の件：兵庫県立大学食環境栄養課程実習生

ファイル(F)  編集(E)  表示(V)  オプション(P)  ツール(T)  ヘルプ(H)

送信  スペル  添付  セキュリティ  保存

差出人(R): □□□□ □□□ <XXXX@shse.u-hyogo.ac.jp> 兵庫...

宛先:    XXoo@edu-XXXX.jp

添付(C):  給食献立案.xlsx

        （ファイルの添付
         忘れに注意！）

件名(S): 献立の件：兵庫県立大学食環境栄養課程実習生

○○小学校 管理栄養士
○○ ○○先生

○月○日からの臨地実習では大変お世話になります．
兵庫県立大学食環境栄養課程実習生の□□□□と申します．

実習課題の「地域の○○を使用した給食献立案」を添付ファイルのとおり
送らせていただきます．ご多忙の折とは存じますが，ご高覧の上，ご指導
下さいますようよろしくお願い申し上げます．

--
□□□□                        （氏名）
兵庫県立大学環境人間学部食環境栄養課程3年
〒670-0092 兵庫県姫路市新在家本町1-1-12
TEL：090-XXXX-XXXX            （送信者に連絡が
E-mail：XXXXXXX@shse.u-hyogo.ac.jp    つく番号）
```

③ 先方から帰ってきたメールには，早く返事を出しましょう．忙しいなか返信したのに，学生から受け取ったかどうかの反応がないと先方が気にされます．
　　書き出しでは「ご返信ありがとうございました」とお礼を述べるのを忘れずに．

④ 学校や行政機関などでは，1つのアドレスを複数の職員で共有して使用している場合があります．たとえば，kenkou-c@city.XXXX.hyogo.jp　といったアドレスの場合です．このような場合は，誰宛のメールかがわかるように，件名に「管理栄養士　○○様：△▼の件：●●大学・管理栄養士実習生」と書きましょう．

⑤ ワードやエクセルなどのソフトのバージョンが異なると，先方でファイルが開けないことがあります．そのような場合の対策として，PDFファイルに変換して送信する，1つ前のバージョンで保存して送信するなどの方法で対処しましょう．

巻末資料

① 患者役用シナリオ（「9 章　臨床の場における栄養カウンセリング」，p. 86 参照）

患者情報：佐藤ふみ子さん，56 歳，女性

場面設定：病室，入院 8 日目・実習生の面接前

　私は，病院の隣の町で，会社役員の夫と飼い犬のイチローと一緒に一軒家で暮らしています．結婚してすぐに娘が産まれたので，ずっと子育てと家事に専念してきました．娘は都会で就職しましたが，高校時代の同級生と偶然再会し 3 年前に結婚して近くのアパートで暮らしています．半年前に待望の初孫（男の子）が産まれました．

　私は若いときからおいしいものを食べることや旅行が大好きで，とくに子どもの手が離れた 10 年くらい前からは，外国語教室のお友達と国内外のいろいろな場所に旅行しては，おいしいお店を食べ歩いてきました．お酒もワインや日本酒など，自分の好みに合ったものを毎日いただいています．このように好きなように食べたり飲んだりしてきた結果，結婚当初（24 歳，47 kg）よりも体重が 15 kg 増えました．でもとくに悪いところもないので，この楽しい生活をずっと続けることができると信じていました．

　ところが，5 年前の住民健診で糖尿病の疑いという結果をもらい，糖尿病専門のこの病院を受診しました．詳しい検査の結果，2 型糖尿病と診断されて 2 週間教育入院しました．飲み薬の処方と，交換表を使った食べ方，シックデーの過ごし方などを教わり，入院中は毎日，運動実技と糖尿病教室にも出ました．急に自由に食べられなくなったのは苦痛でしたが，失明などの合併症が恐ろしかったので，退院後もしばらくはいわれたことを守っていました．

　でも，家に戻ると，いろいろおいしいものを目にします．自宅の近くには有名なパン店があり，毎朝よい匂いがするので食欲がそそられます．ついつい「これくらいいいよね」とか「イチローと散歩したから大丈夫」と食べているうちに，HbA1c がさらに高くなっていきました．

　今回は 3 度目の入院なのですが，これまでとは少し事情が違います．まず，インスリンの注射が追加されるかもしれません．インスリンが必要ということになったら注射の練習をしないといけません．痛いのが嫌なのはもちろんですが，ちゃんと効果を確認できるまでは退院できないといわれたのは，もっと嫌でした．

　娘は高校の非常勤講師をしているので，講義に行く日は私が孫を預からなくてはなりません．お婿さんのご両親は同じ町内ですが，どちらも仕事をされているので無理をいえません．また，夫は会社がありますからイチローの世話も私の役目です．これまでの入院のときとは家庭の事情が違うのです．そのため私は，入院日が決まった日から食事を極力減らし，お酒もお菓子も我慢して，イチローとの散歩も朝夕 2 回にするなど，少しでも検査値を下げるために 10 日間も頑張ったのです．入院後も 1 週間，夜は自分のお腹の音がうるさくて眠れないくらいで，それでも我慢して頑張ったのに，何ということでしょう．検査では全然数値が下がっていないのでショックを受けました．「頑張っても無駄なんだ．それなら，好きなだけ食べてコロッと死んだほうがましだ」と思っています．

　昨日も看護師さんからインスリン注射のことや検査についての説明がありましたが，少しも頑張ろうという気持ちになれません．それより孫や犬のことが心配で，早く家に帰りたくて仕方がないのです．

巻末資料

② ワークシート

目標宣言書

私は、□年□月□日より、以下の目標を実行することを宣言します。

目標❶

目標❷

目標❸

□年□月□日　氏名

支援者氏名

支援者氏名

目標実行記録票

実行開始からの日数	1	2	3	4	5	6	7	8	9	10	11	12	13	14	15	16	17	18	19	20	21	22	23	24	25	26	27	28	29	30	31	総日数（　）日
月　日	／	／	／	／	／	／	／	／	／	／	／	／	／	／	／	／	／	／	／	／	／	／	／	／	／	／	／	／	／	／	／	達成日数
曜　日																																
あなたの目標 ❶																																日
あなたの目標 ❷																																日
あなたの目標 ❸																																日
（　　　　）グラフ 体重や歩数計など数値を折れ線グラフにして書きいれましょう																																
感想・反省点など 目標を実行してみて、気づいたことや感じたこと、反省点などを書き入れましょう																																

索 引

● あ ●

アイスブレイク	98, 104
アセスメント	39
維持期	18
意識の高揚	25
意思決定バランス	20, 60
──のメリット	41
一次予防	4
一次予防，二次予防を目的とした栄養カウンセリング	5
栄養カウンセリング	2
──の流れ	37
栄養教育の学習形態	4
ABC モデル	18, 20
援助関係の利用	28
エンパワーメント・アプローチ	8
オペラント条件づけ	18, 22

● か ●

介護予防	74
潰瘍性大腸炎	71
カウンセラー	2
学習目標	40
学童期（事例）	67
課題の抽出	41, 59
環境の整備	34
環境への再評価	25
患者役用シナリオ	86, 119
感情的体験	25
管理栄養士・栄養士倫理綱領	7
管理栄養士の定義	6
強化のマネジメント	32, 44
共感	11
教材	36
狭心症	72
クライアント	2
クライアント中心療法	8
グループカウンセリング	95, 99（演習）
グループダイナミクス	3, 95, 101
計画的行動理論	18
傾聴	10, 13（演習）
結果期待	20, 41
結果目標	40
減量	70
高血圧	72
行動意図	19
行動カウンセリング	38
行動契約	29
行動置換	31, 42
行動の鎖	31
（行動の）コントロール感	21
行動パターン	40
行動分析	30
行動変容	3
行動変容ステージ	18, 60
行動変容段階モデル	17
行動変容の技法	24
行動変容プロセス	19
行動目標	40
──の継続の支援	37
──の設定	42
効力期待	21
高齢期	74～76（事例）
5A アプローチ	38

● さ ●

支援 A タイプ	107
支援 B タイプ	107
刺激	21, 22, 40
刺激統制	31, 42
刺激─反応理論	18
自己調整	29
自己の解放	29
自己の再評価	25
思春期（事例）	68
自信	21
実行期	18
社会的解放	25

索 引

社会的認知理論	18
重大性	19
重要性（結果期待）	17, 21
主観的規範	21
熟考（関心）期	18, 45
術後患者	73
受容（支持，肯定）	11
受容・要約・開かれた質問	15（演習）
準備期	18, 45
準備性	17, 45
──に応じた技法	46, 47
──の確認	59
小食・偏食	66
情動的サポート	28
情報的サポート	28
初回支援（面接）	107, 109
職業倫理	7
食行動（食習慣）	46
食事記録法	41
食物アレルギー	67
心理カウンセリング	2
スキル	21
ストレスマネジメント	26, 42
スポーツ活動	68
スモールステップ	60, 97
成人期	69～73（事例）
青年期	59（事例）
積極的支援	107
セルフ・エフィカシー	17, 18, 20, 21, 42
セルフモニタリング	29, 43
前熟考（無関心）期	18, 45
相談者の主体性	8
ソーシャルサポート	28, 42, 60
ソーシャルスキルトレーニング	26

● た ●

退院前面接	90（演習）
──整理シート	91
対策	26
体重増加不良	64
対象理解	59
対人業務	7
態度（行動に対する）	21
耐糖能異常	72
低栄養	74, 75
デモンストレーション	27, 28
電話による支援	108, 111（演習）
動機づけ知識	17

動機づけ面接法	18, 23
道具的サポート	28
道具的知識	17
同情	11
導入（初回の栄養カウンセリング）	38
糖尿病・食事療法教室	99
閉ざされた質問	11
トランスセオレティカルモデル	17, 18

● な ●

24時間思い出し法	41
二次予防	5
入院患者への初回面接	80（演習），83（グループワーク）
──整理シート	84
乳児期	65（事例）
妊娠期	64（事例）
認知再構成	25, 41, 97

● は ●

反応	21, 22, 40
反応妨害	31
非言語的コミュニケーション	10
評価的サポート	28
秤量法	41
開かれた質問	11, 23, 41, 45
ファクシミリ	114
ファシリテータ	86, 96
フィードバック	79
不合理な信念	20, 25
振返りシート	63, 88, 93, 102, 106, 112
ヘルスビリーフモデル	18, 19
報酬	32

● ま ●

身だしなみ	34
メタボ改善教室	103
メタボリックシンドローム	69, 76
メールによる支援	108, 115（演習）
面接の記録	87, 92
模擬患者（SP）	78, 79
目標実行記録票	53
目標設定	28, 97
目標宣言（行動契約）	28, 30
目標宣言書	43, 52
目標とする行動	59
モデリング	27, 28, 42, 60

問題解決（逆戻り防止）　　　26, 42, 44, 97

● や ●

誘惑　　　26
幼児期　　　66（事例）
要約　　　11, 41

● ら ●

ライフステージ　　　57

――別事例整理シート　　　62
ラポール　　　8
罹患性　　　19
離乳　　　65
臨地実習におけるメールのマナー　　　117
ロールプレイ　　　26, 42, 58, 61, 63, 79, 86, 97, 100, 101, 104
　　　――による発表　　　86

著者略歴

赤松　利恵（あかまつ　りえ）
京都大学大学院医学研究科　修了
現在　お茶の水女子大学基幹研究院自然科
　　　学系　教授
専門　栄養教育，食行動学
博士（社会健康医学，京都大学）

永井　成美（ながい　なるみ）
京都大学大学院人間・環境学研究科　修了
現在　兵庫県立大学環境人間学部食環境栄養
　　　課程　教授
専門　栄養教育，栄養生理学
博士（人間・環境学，京都大学）

執筆協力者

會退　友美（あいぬき　ともみ）　東京家政学院大学現代生活学部健康栄養学科　助教　管理栄養士【事例2　乳児期】（p.65）
足立　愛美（あだち　まなみ）　お茶の水女子大学附属小学校　栄養教諭【事例4　学童期】（p.67）
吉﨑　里奈（よしざき　りな）　小金井市立本町小学校　学校栄養職員【事例5　思春期】（p.68）
玉浦　有紀（たまうら　ゆき）　新潟県立大学人間生活学部健康栄養学科　講師　管理栄養士
【事例6，7　成人期】（p.69，70）
大前　礼（おおまえ　あや）　国立研究開発法人　国立がん研究センター中央病院　管理栄養士【事例10　成人期】（p.73）
堀田　仁慈子（ほりた　にしこ）　たつの市健康福祉部健康課　管理栄養士【事例12　高齢期】（p.75）
本田　貴子（ほんだ　たかこ）　前たつの市健康福祉部健康課　管理栄養士【事例13　高齢期】（p.76）
松岡　幸代（まつおか　ゆきよ）　オフィス Crecer（クレセール）代表　管理栄養士【グループカウンセリング事例】10 章
（p.99～106）

（執筆順）

栄養カウンセリング論

第1版　第1刷　2015年7月10日	著　者　赤松　利恵
第12刷　2025年2月10日	永井　成美
	発行者　曽根　良介
検印廃止	発行所　㈱化学同人

〒600-8074　京都市下京区仏光寺通柳馬場西入ル
編集部　TEL 075-352-3711　FAX 075-352-0371
企画販売部　TEL 075-352-3373　FAX 075-351-8301
振替　01010-7-5702
e-mail　webmaster@kagakudojin.co.jp
URL　https://www.kagakudojin.co.jp
印刷・製本　西濃印刷株式会社

〈出版者著作権管理機構委託出版物〉
本書の無断複写は著作権法上での例外を除き禁じられています．複写される場合は，そのつど事前に，出版者著作権管理機構（電話 03-5244-5088，FAX 03-5244-5089，e-mail: info@jcopy.or.jp）の許諾を得てください．

本書のコピー，スキャン，デジタル化などの無断複製は著作権法上での例外を除き禁じられています．本書を代行業者などの第三者に依頼してスキャンやデジタル化することは，たとえ個人や家庭内の利用でも著作権法違反です．

Printed in Japan　©R. Akamatsu, N. Nagai　2015
乱丁・落丁本は送料小社負担にてお取りかえいたします．

無断転載・複製を禁ず
ISBN978-4-7598-1614-3

ガイドライン準拠 新 食品・栄養科学シリーズ

○ ガイドラインの改定に準拠した内容．国家試験対策にも役立つ．
○ 各巻B5，2色刷で見やすいレイアウト．

社会・環境と健康
――公衆衛生学
川添禎浩・吉田 香 編

食べ物と健康❶
食品学総論 第3版
森田潤司・成田宏史 編

食べ物と健康❷
食品学各論 第3版
食品素材と加工学の基礎を学ぶ
瀬口正晴・八田 一 編

食べ物と健康❸
食品加工学 第2版
西村公雄・松井徳光 編

食べ物と健康❹
調理学 第3版
木戸詔子・池田ひろ 編

食べ物と健康❺
新版 食品衛生学
川添禎浩 編

人体の構造と機能及び疾病の成り立ち
生化学 第2版
福田 満 編

基礎栄養学 第5版
灘本知憲 編

応用栄養学 第5版
福渡 努・岡本秀己 編

栄養教育論 第6版
中山玲子・宮崎由子 編

給食経営管理論 第5版
――新しい時代のフードサービスとマネジメント
中山玲子・小切間美保 編

詳細情報は，化学同人ホームページをご覧ください．
https://www.kagakudojin.co.jp

～ 好評既刊本 ～

栄養士・管理栄養士をめざす人の 基礎トレーニングドリル
小野廣紀・日比野久美子・吉澤みな子 著
B5・2色刷・168頁・本体1900円
専門科目を学ぶ前に必要な化学，生物，数学（計算）の基礎を丁寧に記述．入学前の課題学習や初年次の導入教育に役立つ．

大学で学ぶ 食生活と健康のきほん
吉澤みな子・武智多与理・百木 和 著
B5・2色刷・160頁・本体2200円
さまざまな栄養素と食品，健康の維持・増進のために必要な食生活の基礎知識について，わかりやすく解説した半期用のテキスト．

栄養士・管理栄養士をめざす人の 調理・献立作成の基礎
坂本裕子・森美奈子 編
B5・2色刷・112頁・本体1500円
実習系科目（調理実習，給食経営管理実習，栄養教育論実習，臨床栄養学実習など）を受ける前の基礎づくりと，各専門科目への橋渡しとなる．

図解 栄養士・管理栄養士をめざす人の 文章術ハンドブック
――ノート、レポート、手紙・メールから、履歴書・エントリーシート、卒論まで
西川真理子 著／A5・2色刷・192頁・本体2000円
見開き1テーマとし，図とイラストをふんだんに使いながらポイントをわかりやすく示す．文章の書き方をひととおり知っておくための必携書．